Univ.-Prof. Dr. Peter Frigo

Im Wechsel

Für ein neues Lebensgefühl in der Menopause

Univ.-Prof. Dr. Peter Frigo

Im Wechsel

Für ein neues Lebensgefühl in der Menopause

ueberreuter

1. Auflage 2023

ISBN 978-3-8000-7830-1 (print)
ISBN 978-3-8000-7839-4 (e-book)

Lektorat: Birgit Weilguni
Umschlag- & Covergestaltung: Saskia Beck, s-stern.com
Satz: Lisa Wilfinger, Carl Ueberreuter Verlag GmbH
Coverfoto: © Ralf Nau via Getty Images
Grafiken Seiten 109: istock/matsabe, istock/bsd555,
istock/ Hanna Plonsak
Druck und Bindung: Imprint d. o. o., Ljubljana

INHALT

Erklärungen zu den mit * gekennzeichneten Begriffen finden Sie im Anhang dieses Buches (Glossar).

Aus weiblicher Sicht

„Wechsel" wovon? Von fruchtbar auf unfruchtbar, von attraktiv auf hässlich, von jung auf alt?

Die Bezeichnung Klimakterium stammt aus dem Griechischen im Sinne von „Sprosse einer Leiter" und wird als Krisenzeit im Leben einer Frau charakterisiert, alles in allem keine aufbauende Bezeichnung für einen Lebensabschnitt.

Die „Natur" hat für weibliche Säugetiere, die sich nicht mehr fortpflanzen können, wenig Verwendung, darum hat sie für diesen Lebensabschnitt hormonell nicht vorgesorgt.

Es liegt an uns Frauen, mit dieser „Krisenzeit" schöpferisch umzugehen. Da es zu einem körperlichen Abbau kommt, heißt es für uns, diesen Umstand zu bekämpfen und den Vorteil der vorhergegangenen Lebenserfahrungen zu nützen. Dieses Buch zeigt die Möglichkeiten auf, wie wir diesen sensiblen Daseinsabschnitt meistern können.

Die moderne Medizin hat uns eine Verlängerung des Lebens gebracht und damit überhaupt erst die Erfahrung eines Klimakteriums aufgezwungen. Wurde im 19. Jahrhundert eine Frau noch durchschnittlich 35 Jahre alt, so sind es zurzeit circa 83 Jahre.

Sie sehen, das Problem des „Wechsels" ist ein Phänomen der Neuzeit und damit eigentlich eine Folge unseres Fortschritts. Insofern liegt es in der Verantwortung einer modernen Medizin, auch dafür zu sorgen, dass diese Phase genussvoll und gesund erlebt werden kann.

Prof. Frigo teilt in diesem Buch sein Wissen mit Ihnen, den Leserinnen, um Ihnen die Entscheidung, wie Sie mit Ihren Beschwerden umgehen wollen, zu erleichtern. Er zwingt dabei ideologisch unabhängig weder die Dogmen der Schulmedizin noch die Dogmen der alternativen Heilkunde jemandem auf. Das Klimakterium ist eine biologische Tatsache, keine Krankheit!

Wir erfahren, dass wir all die Unannehmlichkeiten des hormonellen Chaos nicht einfach hinnehmen müssen, sondern dass uns viele Möglichkeiten zur Bekämpfung der daraus resultierenden psychischen und körperlichen Beschwerden zur Verfügung stehen.

Ich, als Psychiaterin, bin in meiner Praxis vor allem mit Symptomen des Klimakteriums in psychischer, aber auch neurologischer Hinsicht konfrontiert. Jedem ist geläufig, dass der „Wechsel" Stimmungstiefs und Schlaflosigkeit auslösen kann, viel weniger bekannt ist allerdings, dass auch mannigfaltige neurologische Symptome auftreten können. Das menschliche Gehirn reagiert eben empfindlich auf jede Störung im Hormonhaushalt!

Deshalb befürworte ich eine allumfassende Aufklärung über die Folgen des Wechsels, denn nur wer informiert ist, kann mit diesem Lebensabschnitt auch optimal umgehen. Es geht vor allem darum, Frauen Werkzeuge in die Hand zu geben, die sie gegen die Hilflosigkeit angesichts unbekannter körperlicher Phänomene einsetzen können.

Lesen Sie dieses Buch aufmerksam und nützen Sie das Wissen, das Ihnen durch die Lektüre vermittelt wird!

Prof. Frigo als Experte schildert leicht verständlich sowohl die Ursachen als auch die Bekämpfung verschiedener körperlicher und geistiger Wehwehchen im unfreiwilligen „Wechsel" zu einem neuen Lebensabschnitt. Drum nicht leiden, sondern handeln!

Constanze Dennig

Dr.med. Constanze Dennig ist Fachärztin für Psychiatrie und Neurologie
Soeben ist ihr neues Buch „Willkommen Angst" erschienen.

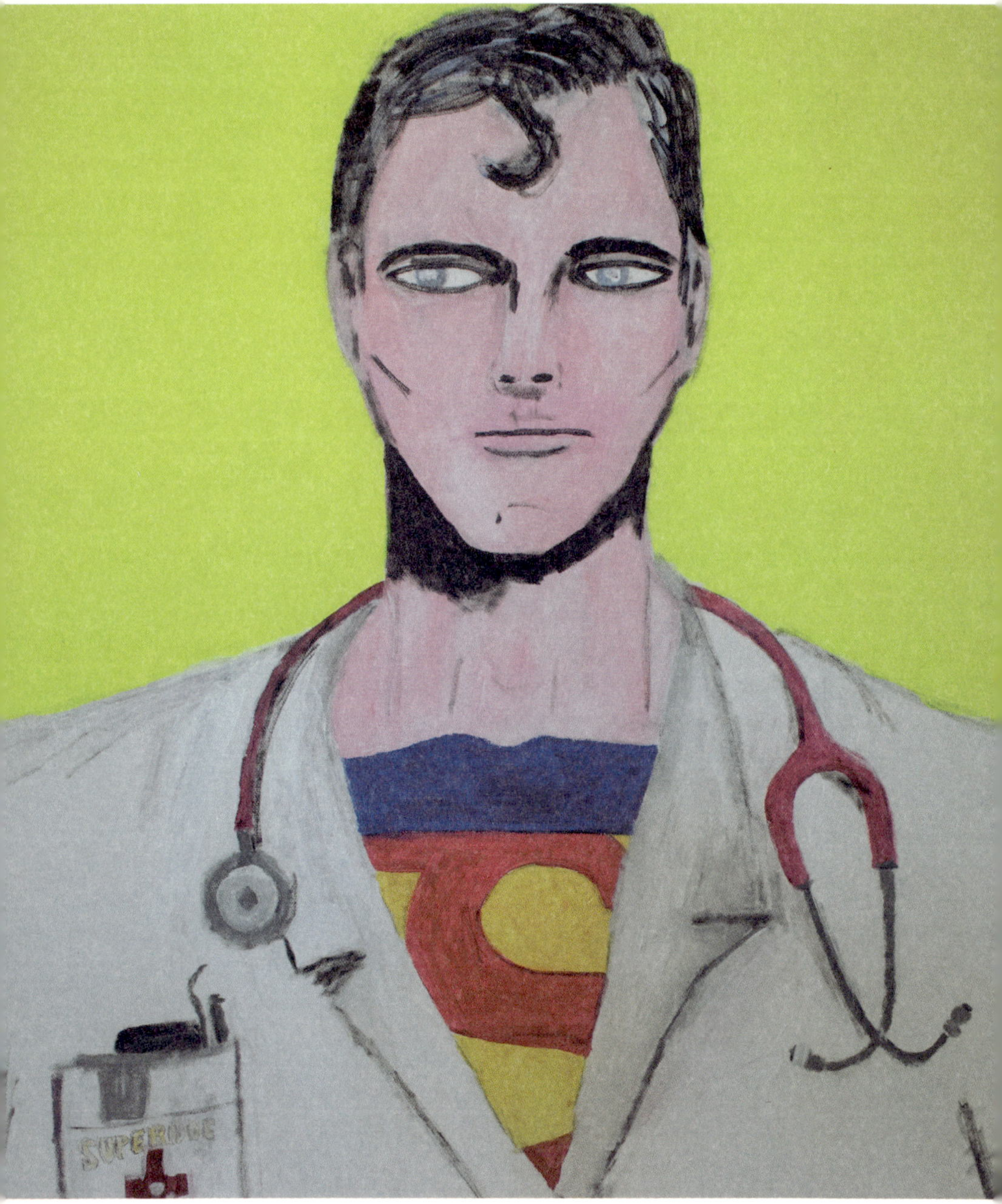

Superdoc. Öl auf Leinwand. 80 x 100 cm. Frigo 2021

EINLEITUNG

Wer ist Professor Peter Frigo?

Universitätsprofessor Dr. Peter Frigo promovierte 1988 zum Doktor der gesamten Heilkunde an der Universität Wien und ist seither wissenschaftlicher Mitarbeiter an der I. Universitätsfrauenklinik der Medizinischen Universität Wien. 1996 wurde er Facharzt für Frauenheilkunde und Geburtshilfe und reichte damals als jüngster Arzt Österreichs seine Habilitation ein. Seit 1999 ist Peter Frigo Professor für Frauenheilkunde an der Medizinischen Universität Wien.

Außerdem ist er Gründungsmitglied der Österreichischen Anti-Aging Gesellschaft und der Österreichischen Menopausegesellschaft und hält ein Patent auf den Gesundheitsdrink „Beauty&Power“. Peter Frigo liefert laufend Fachbeiträge zu den Schwerpunktthemen Anti-Aging, Wechseljahre, Hormontherapie, Gewichtsreduktion und Vorsorgemedizin in Fachmagazinen, aber auch Zeitschriften, Zeitungen und TV-Formaten.

Warum ich mich mit der Menopausenforschung beschäftige

Ich habe mich schon als Medizinstudent mit der Menopause beschäftigt, und zwar sowohl wissenschaftlich als auch mit Patientinnen in den Wechseljahren. Schon früh konnte ich einen reichen Wissens- und Erfahrungsschatz sammeln, als ich als Jungarzt im Institut Menox[1] meines langjährigen Chefs Univ.-Prof. DDr. Johannes Huber arbeitete.

Auch die Entwicklung der Hormontherapie mit allen ihren Höhen und Tiefen habe ich so hautnah erleben dürfen.

Die Hormontherapie und ihre Rückschläge

Nach einem rasanten Beginn der Hormontherapie und vielen dankbaren Patientinnen geschah am Beginn des neuen Jahrtausends ein echter Tiefschlag durch die WHI-Studie (Women's Health Initiative), die einen Zusammenhang zwischen Brustkrebs und der klassischen Hormontherapie nahelegte.

Während sich Diagnostik und Therapie der Osteoporose* bei klimakterischen Frauen* stark weiterentwickelten, hat sich die Hormontherapie durch einen deutlichen Rückzug der Pharmaindustrie leicht rückentwickelt. So ist derzeit zum Beispiel kein Hormonpflaster mehr in Österreich erhältlich, während es zu Beginn der Hormontherapie eine Unzahl an Pflastern – fachsprachlich transdermale Systeme – gab. Allerdings hat diese Entwicklung hauptsächlich mit wirtschaftlichen Gründen zu tun und nicht, wie man vermuten würde, mit der Angst vor Haftungen oder dem Brustkrebsrisiko. Die Therapie mit natürlichen Hormonen, zumeist Östradiol und Progesteron*, betrifft oft auch junge Frauen und Schwangere. Für diese „prämenopausalen" Frauen* gibt es kein einziges Präparat am Markt, sodass auf natürliche Hormonpräparate aus der Hormonersatztherapie der Menopause zurückgegriffen werden muss. Das bedeutet, dass diese eigentlich „off-label", also ohne eigentliche Zulassung, für zum Beispiel Eierstockversagen (Ovarialinsuffizienz) bei jungen Frauen angewendet werden. Doch keine Angst – die verwendeten Hormone sind natürlich, richtig eingesetzt, sehr hilfreich.

Anders verlief die Entwicklung bei der Pille: Hier boomt in den letzten Jahren vor allem auch durch die sogenannten Generika* der Markt: Ein Markenreichtum, der so groß ist, dass selbst ich nicht alle Präparate kenne, ist das Ergebnis.

Leitung der Hormonambulanz

Seit 2004 leite ich die Hormonambulanz der Frauenklinik am Allgemeinen Krankenhaus der Stadt Wien (AKH) und der Patientenstrom bleibt auf hohem Niveau. So hatte ich in guten Jahren über 4.000 Patientenkontakte. Die Zahl der Frauen mit klimakterischen Beschwerden* hat interessanterweise zugunsten junger Frauen mit Problemen wie Akne, Zyklusstörungen oder Übergewicht abgenommen. Dies liegt wahrscheinlich auch daran, dass viele Frauenärztinnen und Frauenärzte entweder selbst eine Therapie durchführen oder diese ablehnen und zu Alternativmethoden greifen.

Starke Fundamente der Therapie der Wechseljahre gibt es ebenfalls: Die klassische Wiener Schule der Hormontherapie macht vor Beginn jeder Hormongabe eine Hormonbestimmung aus dem Blut und eine weitere nach mehreren Wochen Therapie, um den Hormonspiegel zu kontrollieren bzw. zu überwachen und sicher zu sein, dass weder ein Zuviel noch ein Zuwenig an Hormonen gegeben wurde. Gegnerinnen und Gegner bezeichnen dieses Vorgehen oft als „Doppelbestimmungen" und „Geldverschwendung", ohne ausreichend darüber zu wissen.

Ein weiterer wichtiger Punkt war und ist der vaginale Ultraschall, der sich sehr gut entwickelt hat und aus der modernen Frauenheilkunde nicht mehr wegzudenken ist. Hier durfte ich auch als Mann der ersten Stunde mitwirken und die Entwicklung dieser Technik mit einigen wissenschaftlichen Arbeiten mitgestalten.

Pionier der Vorsorgemedizin

Die Vorsorge- oder, moderner, die Präventionsmedizin war in der Frauenheilkunde immer schon ein Thema. Man denke nur an die jährliche Untersuchung beim Frauenarzt, die Mammografie oder die Impfung gegen Gebärmutterhalskrebs. So wurde im Rahmen der Betreuung von Frauen in den Wechseljahren auch die

Messung der Knochendichte (Densitometrie) als ein wichtiger Faktor im Rahmen der Vorsorge etabliert.

Daneben war es mir stets ein Anliegen, Frauen über die möglichen Symptome der Wechseljahre aufzuklären und deren Zusammenhänge mit den abfallenden Hormonen wie zum Beispiel Schlafprobleme und Progesteronabfall oder Hitzewallungen und Östrogen zu erläutern.

Die kurz-, mittel- und langfristigen Folgen des Hormonabfalles nach der Menopause sind ebenfalls ein „Must-know“: Als kurzfristige Folgen werden etwa Hitzewallungen und Schweißausbrüche bezeichnet, weil sie unmittelbar nach Einsetzen des Wechsels auftreten. Mittelfristig – gemeint ist nach Jahren – wird zum Beispiel Trockenheit der Haut und Schleimhäute wahrgenommen. Langfristig – nach Jahrzehnten – ist die Osteoporose zu nennen, die zu vermehrten Knochenbrüchen, aber auch zum Verlust der Körpergröße und Deformitäten* der Wirbelsäule wie dem „Witwenbuckel“ führen kann.

Dies hat, nebenbei bemerkt, auch eine wichtige volkswirtschaftliche Bedeutung. Die Anzahl der Frauen mit Osteoporose und Brüchen mit Spitalsaufnahme steigt ständig.

Lebensstil und Anti-Aging

Gegen alle diese Symptome helfen Hormone, doch haben wir aus dem Hype der 1990er-Jahre gelernt: „So wenig wie möglich, aber so viel wie notwendig.“ Am Beginn der Hormontherapie wurden jeder Frau Hormone verschrieben, auch wenn sie wenig oder sogar keine Beschwerden hatte, um jung zu bleiben oder als Knochenschutz. Wir wissen heute, dass eine Hormontherapie nur bei starken Beschwerden gerechtfertigt ist; um jung zu bleiben, ist ein gesunder Lebensstil wohl die Nummer eins und Vitamin D und Sport sind für den Knochenschutz in den meisten Fällen ausreichend.

Aber auch bei Beschwerden gilt die Maxime meines Lehrers und Mentors Prof. Huber: „Erst das Wort, dann die Pflanze und zum Schluss das Messer.“

Als aufgeklärter Wissenschaftler war es für mich stets interessant, Meinungen von weiblichen Kolleginnen, aber auch männlichen Kollegen über die Therapie der Menopause zu hören, von „Lass der Natur ihren Lauf“ bis hin zu „Die Menopause ist gottgewollt“.

Wenn man es so sieht, sind die Wechseljahre selbstverständlich ein natürlicher Vorgang und Lebensabschnitt jeder Frau. Über die männliche Menopause werde ich etwas später etwas ausführen. Noch vor hundert Jahren dauerte der Lebensabschnitt der Wechseljahre zehn bis zwanzig Jahre. Aufgrund der deutlich gestiegenen Lebenserwartung und eines durchschnittlichen Menopausenalters von 49 Jahren kann man heute von mindestens 30 bis 40 Jahren ausgehen. Wenn man den Statistiken glaubt, könnte sie bei heute Geborenen 50 Jahre dauern, was bedeutet, dass sich die Menopause – oder richtiger Postmenopause – mit 50 Jahren auf bald mehr als die Hälfte eines Frauenlebens erstreckt. Dies bedeutet aber auch, dass sich das Defizit an Hormonen irgendwann über diese vielen Jahre bemerkbar machen wird. So ist die Therapie der Menopause nicht nur eine Therapie von auftretenden Symptomen, sondern vor allem auch Lifestyle- und Anti-Aging-Medizin.

Doch lassen Sie sich nicht täuschen, wir wissen noch sehr wenig über den Wechsel und seine Erscheinungen. So ist zwar der Zusammenhang zwischen Hitzewallungen und dem Abfall des Östrogens schon lange bekannt – die genauen Ursachen sind aber noch gewaltige weiße Flecken auf der Landkarte.

Eines konnte ich bei einer von mir durchgeführten Studie darlegen: Die Menopause und ihre Erscheinungen gab es bereits vor Tausenden von Jahren.[2]

Menopause, Wechseljahre, Klimakterium – was ist was?

Menopause: Genau genommen bezeichnet dieser Begriff den Zeitraum von einem Jahr nach der letzten Monatsblutung. Das ist vor allem deshalb der Fall, weil die letzte Blutung oft nicht die letzte ist, sondern in größeren Abständen – zumeist in Monaten – weitere Blutungen folgen können. Im Schnitt findet die Menopause mit 49/50 Jahren statt.

Die Menopause wird aber auch durch Laborwerte bestimmt. Ist das Östradiol unter 40 pg/ml und das follikelstimulierende Hormon (FSH) über 25 IU/ml, wird objektiv das Eintreten der Menopause bestimmt.

Für diesen Zeitraum werden auch die Begriffe **Klimakterium**, **Wechseljahre** und viele andere verwendet.

Zu den Unterbegriffen gehört **Prämenopause**. Das ist ein Zeitraum, der mit ersten Veränderungen wie einer unregelmäßigen Blutung beginnt und bis zum Eintreten der Menopause dauert.

Die **Perimenopause** ist der unmittelbare Zeitraum vor Eintritt der Menopause und unterscheidet sich von der Prämenopause dadurch, dass sie näher an der Menopause liegt. So ist eine perimenopausale Zwischenblutung eine Folge des beginnenden Hormonabfalles, eine prämenopausale Blutung muss nicht immer direkt mit der Menopause in Zusammenhang stehen. Perimenopausal definiert daher den Übergang von den fruchtbaren Jahren bis zur Menopause. Die Perimenopause beginnt im Schnitt mit 47/48 Jahren.

Der Zeitraum nach Eintreten der Menopause wird **Postmenopause** genannt und dauert bis zum Lebensende. So kann eine Postmenopausenblutung unmittelbar nach Eintreten der Menopause oder aber auch Jahrzehnte später auftreten, in beiden Fällen spricht man von Postmenopausenblutung.

Treten nach dem 65. Lebensjahr Beschwerden auf, bezeichne ich diese Beschwerden als „late onset menopause". Es gibt durchaus Frauen, die erst dann – oder wieder – unter klimakterischen Beschwerden leiden. So kann es sein, dass die Frau um die Menopause wenige Beschwerden hatte, aber dann mit 70 Jahren oder mehr plötzlich starke Beschwerden wie Schweißausbrüche auftreten.

Weitere Begriffe:
Vorzeitige Menopause oder **Klimakterium praecox** ist ein veralteter Begriff für das Einsetzen der Menopause in einem frühen Lebensalter, für mich vor dem 40. Lebensjahr. Dieser Begriff – der sicher nicht sehr charmant ist – wurde durch den Begriff der vorzeitigen Ovarialinsuffizienz ersetzt (englisch POI = prematue ovarian insufficiency). Neben der Beschwerdesymptomatik sind hier auch die Hormonspiegel für eine Diagnose wesentlich.[3] Kommt die Frau zum Beispiel mit 43 Jahren in den Wechsel, so wird das als frühe Menopause bezeichnet.

Die weibliche **Andropause**: Der Abfall der männlichen Hormone bei der Frau wird auch als Andropause der Frau bezeichnet und findet ungefähr um das 60. Lebensjahr statt. Die männlichen Hormone, die sogenannten Androgene, schützen die Frau vor Osteoporose und auch vor Brustkrebs. Daneben erhalten sie auch Kollagen*, indem sie Enzyme (MMPs oder Matrixmetalloproteinasen) hemmen, die das Kollagen abbauen. Der Einfluss auf das Körpergewicht sowie auf die Libido* ist Gegenstand der Forschung und kann daher nicht eindeutig beantwortet werden.

POF bzw. **POI** sind neue Begriffe für das vorzeitige Eintreten der Menopause, zum Beispiel durch eine Chemo- oder Strahlentherapie.

POF = premature ovarian failure, vorzeitige Ovarialinsuffizienz

POI = premature ovarian insufficiency, vorzeitige Ovarialinsuffizienz, also ein vorzeitiger Abfall der Eierstockfunktion (Ovar = Eierstock)

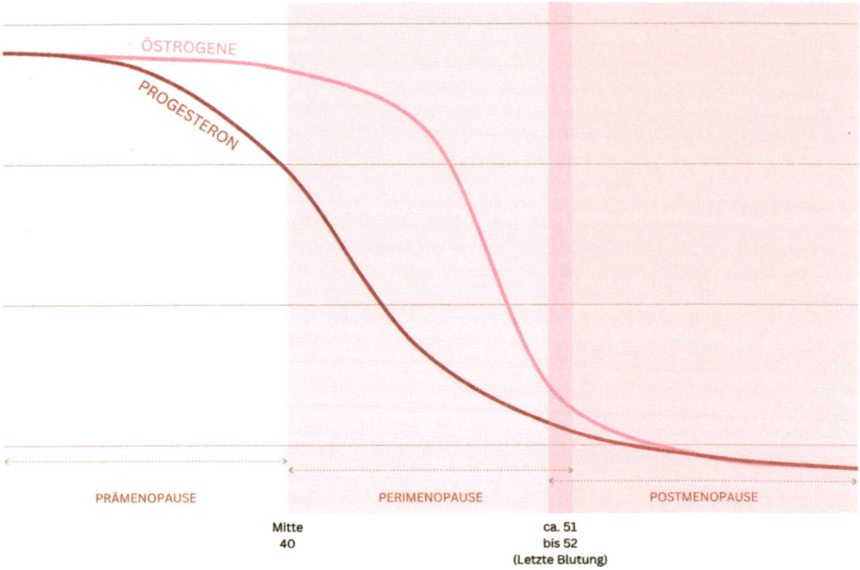

Abbildung 1: Progesteronabfall leitet die Perimenopause ein – der Östrogenabfall die eigentliche Menopause.

Das aktuelle Frauenbild der Wechseljahre

Die Rolle der Frau hat sich besonders in den letzten Jahrzehnten deutlich gewandelt und damit auch das Frauenbild. War die Hausfrau und Mutter mit 50+ Jahren früher, wenn die Kinder erwachsen waren, mehr oder weniger eine alte Frau, beginnt heutzutage ein neuer und aktiver Lebensabschnitt – und für die, die es nicht wissen, bei normaler Lebenserwartung von bald 90 Jahren eigentlich der längste und spannendste. Zwar ist besonders die Menopause selbst und der damit verbundene Abfall der Hormone ein wenig kompliziert und hat einigen Erklärungsbedarf, und zwar nicht nur für die Frau selbst, sondern auch für den Partner und den Rest der Familie. Sie ist aber auch eine Chance, die eigenen Sterne neu zu ordnen und mit einem positiven Lebensgefühl Glück und Erfüllung in diesem Lebensabschnitt zu finden.

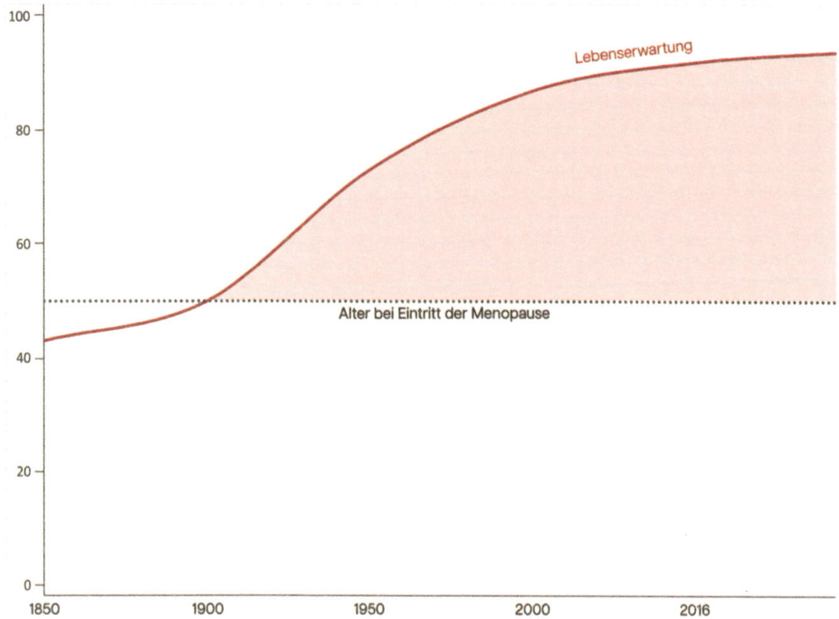

Abbildung 2: Durch die gestiegene Lebenserwartung verbringen Frauen heute einen erheblichen Teil ihrer Lebenszeit in der Postmenopause.

Mitten im Leben

Mehr Zeit für sich und andere zu haben, wäre zum Beispiel ein gutes Motto für die Wechseljahre. Auch eine neue Freiheit in der Sexualität kann zu einem positiven Gefühl beitragen, in jedem Fall eine gewisse Freiheit und Unabhängigkeit.

Die Kehrseite der Medaille ist für viele Frauen – neben den Wechselbeschwerden – oft das Älterwerden und die dazugehörige Angst vor dem Verlust der Attraktivität, was sich vor allem durch Unzufriedenheit mit sich und der Welt manifestieren kann. Dagegen hilft ein neues Selbstbewusstsein der Frau ab 50, das durch Lebenserfahrung gestärkt wird.

Die Akzeptanz dieses neuen Lebensabschnitts und das Wissen um dessen Vorteile sind allerdings die wichtigsten Voraussetzungen.

Es hat wenig Sinn, nach hinten zu blicken und sich Teenie-Idole als Vorbilder zu halten, in die Zukunft zu sehen und im Hier und Jetzt zu leben, kann hingegen ein positives Lebensgefühl vermitteln.

„Meine Beschwerden, meine Probleme ..." – das sind bereits negative Bewertungen. Diese Negativität wird oft aufgrund des Bagatellisierens durch die Umgebung noch verstärkt. Ein Rückzug nach innen anstatt offener Gespräche ist das Resultat. So war die Beschwerdesymptomatik früher ein echtes Tabuthema: „Hatte Ihre Mutter ähnliche Beschwerden?" – „Darüber wurde nie geredet."

Ein offenes Gespräch mit dem Partner ist sicher heilsamer, als überall Buddhas als Zeichen der angestrebten inneren Ruhe aufzustellen (im Übrigen ist gegen Buddhas nicht zu sagen – ich habe auch diese Phase durchlebt).

Auch die Anforderungen an die Frau ab 50 haben sich deutlich verändert. Neben Familie sind auch die Karriere und der Beruf ins Zentrum gerückt. Zudem ist der Erfolg im Beruf von einer hormonellen Balance abhängig. Aggressives, aber auch depressives bzw. gekränktes Verhalten werden in modernen Arbeitswelten kaum über längere Zeit toleriert.

Ein gesunder Narzissmus ist zu empfehlen, gepaart mit ausreichend Empathie für die Umgebung. Ein wichtiger Schlüssel für die Probleme und Beschwerden dieses Lebensabschnittes liegt schon in der Bewertung: Probleme und Beschwerden sind in Wahrheit neue Herausforderungen auf dem Weg zu einem glücklichen und erfüllten Leben. Ohne sie gäbe es nur Fadesse und Gleichgültigkeit. Jeder Mensch liebt Abenteuer und diese sind geprägt von Herausforderungen – nicht von Problemen.

Die Frau in der Menopause und Postmenopause steht heute mitten im Leben und hat viele glückliche Jahre vor sich. Sie genießt eine neue Freiheit und Unabhängigkeit vor allem durch ihre Lebenserfahrung und deren Abbild, ihre Persönlichkeit.

✧✦✧

Auch Männer sind im Wechsel

Die männlichen Wechseljahre, auch männliche Andropause genannt, bezeichnen das altersbedingte Absinken des Testosterons* und die damit verbundenen Beschwerden wie Leistungsabfall und Gewichtszunahme. Man unterscheidet davon die weibliche Andropause, das Abfallen des Testosterons und generell der männlichen Hormone ab dem 50., in der Mehrzahl der Fälle 55. Lebensjahr. Beim Mann beginnt die Andropause unter Umständen sogar früher als bei der Frau. Man rechnet, dass es vielleicht schon ab 40 bis spätestens 55 Jahren zu einem Abfall des Testosterons kommt. Es hängt jeweils vom Lebensstil und der Genetik ab, wann die männliche Andropause eintritt und vor allem wie stark der Abfall an Testosteron ist.

Kein Bierbauch

Wie merkt der Mann die männliche Andropause, den Abfall des Testosterons? In erster Linie merkt er den Leistungsabfall, aber auch Konzentrationsstörungen, oft Erinnerungs- oder Gedächtnisstörungen und typischerweise die Gewichtszunahme. Oft wird die Gewichtszunahme als Bierbauch bezeichnet, dabei geht sie durchaus mit Testosteronmangel einher. Dazu kommen oft eine Veränderung der Stimmung in Richtung Gereiztheit, Erektionsstörungen und Libidoverlust. Ein Schwund der Muskulatur und damit auch der Kraft ist in weiterer Folge ebenfalls zu nennen. Aufgrund des Verlustes des Testosterons kann es dann wie bei der Frau zu Osteoporose kommen.

Es gibt sogar Studien, die einen Zeitraum von bis zu 7,4 Jahren als Wechseljahre des Mannes bezeichnen. Damit ist ein Zeitraum umschrieben, in dem diese Symptome sehr stark auftreten beziehungsweise in dem das Testosteron abfällt, um sich dann auf einem deutlich niedrigeren Niveau zu halten. Die Verläufe können sehr unterschiedlich sein.

Was kann Mann dagegen tun? Prinzipiell ist dieser Testosteronabfall altersbedingt. Testosteron wird durch Kraftsport wie Liegestütze oder Kniebeugen stimuliert. Die Wirkung des Testosterons kann durch Zinksubstitution verbessert werden. Dem Muskelschwund und der Osteoporose kann mit Sport entgegengewirkt werden. Eiweißreiche Ernährung, ähnlich wie bei der Frau, ist gegen Sarkopenie* ebenfalls zu empfehlen. Die Erektionsstörungen werden sehr oft mit Viagra bekämpft. Besser wäre es, mehr Sport und eine gesündere, vor allem vitaminreiche und eiweißreiche Ernährung voranzustellen und erst auf Empfehlung des Urologen medikamentöse Hilfsmittel wie Viagra einzusetzen. Eine Ersatztherapie mit Testosteron muss natürlich mit der Ärztin oder dem Arzt besprochen werden und mit dem Blutbefund korrelieren.

Eine Möglichkeit besteht im DHEA*, einem Prohormon des Testosterons. Hier werden 50 bis 100 mg täglich morgens eingenommen und so wird ein Anreiz zur Testosteron-Produktion erzeugt. Diese DHEA-Substitution ist besonders in den USA sehr weit verbreitet. Dort ist DHEA in jedem Drugstore erhältlich, während es in Europa apotheken- und rezeptpflichtig ist. Auch hier ist der erste Weg zum Hausarzt und in weiterer Folge zum Urologen, denn es ist zudem wichtig, die Situation der Prostata zu klären und Vorsorge zu treffen. Die Vorsorge erfolgt nicht zuletzt mithilfe des PSA, des prostataspezifischen Antigens, das bei einer Hormontherapie auf jeden Fall im Normbereich sein sollte, wie auch die Prostata selbst von normaler Form und Größe sein sollte.

In jedem Fall gibt es ähnlich wie bei der Frau Beschwerden zum Teil körperlicher Natur, aber auch psychische wie Gereiztheit, Nervosität, vielleicht auch depressive Verstimmungen, die die sogenannten Wechseljahre des Mannes auszeichnen. In weiterer Folge kann es dann wie bei der Frau zu Muskelschwund und Osteoporose kommen.

Partnerschaft im Wechsel: Arktis im Schlafzimmer

Die Partner leiden ebenfalls unter den Folgeerscheinungen der Menopause und den klimakterischen Beschwerden der Frau. So höre ich immer wieder in meiner Sprechstunde das Klagen von Männern, dass im Schlafzimmer arktische Temperaturen herrschen, da die Frau nachts schweißgebadet aufwacht, das Fenster selbst im Winter aufreißt und sich dementsprechend kühle Temperaturen im Schlafzimmer breitmachen.

Ich bin der Meinung, dass hier eine Aufklärung über die Wechselbeschwerden sehr wichtig ist, und zwar nicht nur für die Frau selbst, sondern auch für den Partner. Nicht zuletzt soll dieses Buch helfen, ein Bewusstsein für die Wechseljahre, die Beschwerden, die neuen, guten Möglichkeiten und positiven Aspekte der Menopause zu schaffen, genauso wie es über die Beschwerdesymptomatik und die daraus eventuell resultierenden Partnerprobleme aufklären soll.

Sie will nicht mehr

Neben diesen bekannten Schlafzimmerszenen steht auch die Sexualität im Zentrum. Natürlich ändert sich die Sexualität im Laufe des Älterwerdens ohnehin, aber im Wechsel, wenn Veränderungen im weiblichen Körper stattfinden, kommt es auch aufgrund der Beschwerden wie Schweißausbrüche zu einem Abfallen der sexuellen Aktivität, dem sogenannten Libidoverlust. Der Partner empfindet das oft als Kränkung nach dem Motto „Sie will nicht mehr“. Daher können hier ebenfalls Probleme entstehen, die mitunter sogar zu Trennungen führen. Auch das Thema Sexualität sollte daher immer wieder mit dem Partner besprochen werden, denn für ihn ist es wichtig, zu wissen, dass Probleme im Schlafzimmer nicht an ihm selbst liegen, sondern an den einhergehenden Beschwerden.

Achtung! Auch ein überschießendes positives neues Lebensgefühl kann zu Partnerproblemen führen, indem die Frau zum einen die Sinnhaftigkeit der Partnerschaft infrage stellt, nachdem zum Beispiel die Kinder aus dem Haus sind, zum anderen sich neue Hobbys und neue Lebensziele sucht. Wenn dieses neue Lebensgefühl über das Ziel hinausschießt, dann wird der Partner letzten Endes verlassen. Diese Entwicklung birgt eine Gefahr, über die unbedingt gesprochen und bei der mit dem richtigen Maß agiert werden sollte.

Die psychischen Veränderungen in den Wechseljahren können ebenfalls zu Diskrepanzen mit dem Partner führen. Ich denke hier vor allem an Gereiztheit, Nervosität, aber auch Kränkung, Depression und Zurückziehen aus der Partnerschaft, die Probleme machen können. In all diesen Situationen ist das Wissen um die Wechseljahre und vor allem die Ursachen der Beschwerden sehr wichtig, und zwar für beide. Auch der Partner muss akzeptieren, dass es im Laufe des Lebens zu Veränderungen kommt. Er kann zum Beispiel neue Hobbys finden oder sein Hobby intensiver ausüben, sich ablenken, um sich nicht von der Beschwerdesymptomatik überfallen zu lassen. Dazu kommt die männliche Andropause, die männlichen Wechseljahre, die ebenfalls zu Gereiztheit, Nervosität und Veränderungen des Körpers führen und, falls sie zu wenig bewusst werden, Partnerprobleme auslösen können. Nicht zuletzt gibt es den Begriff der Midlife-Crisis, die eigentlich beide Geschlechter meint. Sie betrifft nicht nur die Frau, sondern vor allem denke ich hier an die Männer, die plötzlich neue Hobbys entdecken, neue Schwerpunkte setzen, doch die Krise kann auch die Partnerschaft belasten.

Daher empfehle ich, ein positives Lebensgefühl in die Menopause zu bringen – sowohl was die Frau selbst betrifft als auch die männlichen Wechseljahre und die Partnerschaft. Es ist zielführend, nicht nur für sich selbst neue Ziele zu setzen und neue Hobbys zu finden, sondern neue Gemeinsamkeiten und Ziele gemeinsam mit dem Partner zu entdecken, die eigenen Beschwerden dem Partner mitzuteilen und zu erklären, warum es zum Beispiel im Schlafzimmer kalt geworden ist.

BESCHWERDEMUSTER

Hilfe, mein Körper spielt verrückt!

Wechselbeschwerden können sich individuell sehr unterschiedlich zeigen – in Art, Dauer, Intensität, aber auch Zeitpunkt des Auftretens. Bei entsprechendem Leidensdruck ist es immer ratsam, in der Sprechstunde der Frauenärztin oder des Frauenarztes abzuklären, ob und was dagegen unternommen werden kann.

Beschwerdetafeln

1. Häufige klimakterische Beschwerden – nach Chronologie:
Akute Beschwerden:

- ☐ Veränderung allgemein
- ☐ Hitzewallungen, Schweißausbrüche
- ☐ Psyche, Beklemmungsgefühle
- ☐ Herzrasen
- ☐ Schlafstörungen
- ☐ Haarausfall
- ☐ Libidoabfall

Mittelfristig:

- ☐ Trockene Haut
- ☐ Trockene Scheide

2. Beschwerden nach den einzelnen Hormondefiziten:
Progesteronabfall (Perimenopause um das 45.–50. Lebensjahr):

- ☐ Verkürzung der Blutungsintervalle
- ☐ Verstärkung der Blutung
- ☐ Veränderung
- ☐ Schlafstörungen

Östrogenabfall (Menopause um das 50. Lebensjahr):

- ☐ Hitzewallungen
- ☐ Schweißausbrüche
- ☐ Herzrasen
- ☐ Haarausfall

- □ Gewichtsproblematik
- □ Blasenprobleme

Langfristig:
- □ Osteoporose
- □ Sarkopenie

- □ Libidoabfall
- □ Trockene Haut
- □ Trockene Scheide
- □ Gewichtsproblematik
- □ Blasenprobleme
- □ Osteoporose

Abfall der männlichen Hormone (um das 55.–60. Lebensjahr):
- □ Libidoabfall
- □ Sarkopenie
- □ Verstärkung des Fettanteils
- □ Osteoporose
- □ Kollagenabbau, Vergrößerung der Brust

Vorzeitiger Wechsel

Vorzeitige Menopause bedeutet, dass die Frau bzw. deren Eierstockfunktion (Ovarialfunktion) vor dem 40. Lebensjahr, in extremen Fällen sogar viel früher, in die Wechseljahre eintritt. Dieses vorzeitige Ende der Eierstockfunktion bedingt unter Umständen die gleichen Beschwerden wie bei der klassischen Menopause um das 50. Lebensjahr, kann aber auch beschwerdefrei sein. Frauen fällt dabei auf, dass es zu Problemen mit der Menstruation kommt und in weiterer Folge zum Sistieren, also Aufhören, der Blutung. Das heißt, nach außen ist das erste Zeichen, dass die Blutung nicht mehr auftritt.

Dies kann allerdings viele Gründe haben, dementsprechend sollte nicht sofort ausschließlich an die vorzeitige Menopause gedacht werden. Ein klares Bild bringt der Hormonstatus – hier zeigen sich die Hormone FSH (follikelstimulierendes Hormon) und LH (luteinisierendes Hormon, Gelbkörperhormon*) deutlich erhöht und die Geschlechtshormone Östradiol und Progesteron deutlich erniedrigt, und zwar zu allen Zeiten des nicht mehr vorhandenen Zyklus.

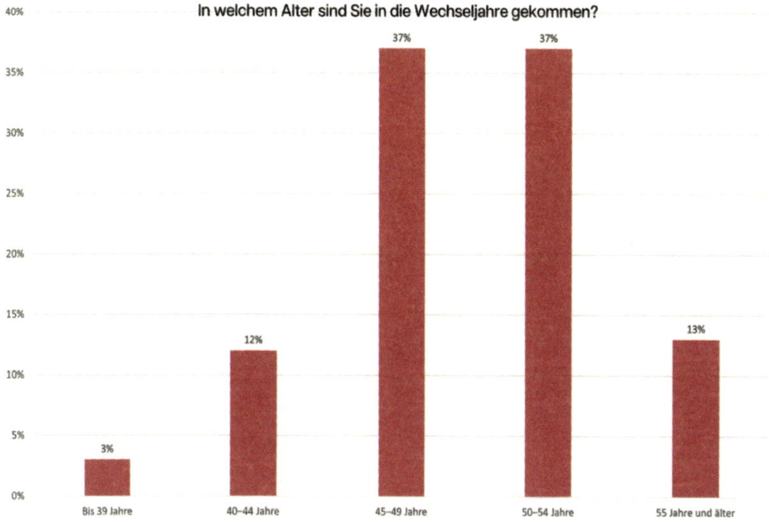

Abbildung 3: Der überwiegende Teil der Frauen kommt im Alter zwischen 45 und 54 Jahren in den Wechsel.

Für eine klassische Wertung des Hormonstatus der Menopause – sie ist auch gerichtsmedizinisch wichtig – liegt FSH über 25 und Östrogen unter 40. Das ist die Grundbedingung, um von einer vorzeitigen Menopause zu sprechen. Da der Begriff „vorzeitige Menopause" für mein Dafürhalten nicht ganz zutreffend ist, wurden andere Begriffe wie frühzeitige ovariale Insuffizienz oder auch englisch „premature ovarian insufficiency" (POI) gefunden. Der älteste Begriff dafür war das sogenannte Klimakterium praecox. Auch dieser Begriff ist mittlerweile aus der Literatur verschwunden.

Diese vorzeitige ovariale Insuffizienz kann mit Wechselbeschwerden einhergehen oder tatsächlich nur die Blutung beenden. Die Ursachen sind vielfältig. Einerseits kann die Genetik schuld sein, andererseits kann die vorzeitige ovariale Insuffizienz iatrogen, das heißt durch ärztliche Interventionen wie zum Beispiel bei Krebs, verursacht sein. Das möchte ich anhand eines Beispiels aus meiner Sprechstunde näher erläutern.

Krebs als Ursache

Lisa M., eine 29-jährige Patientin, kommt in meine Sprechstunde. Sie litt vor zehn Jahren unter Leukämie und musste sich einer Chemotherapie unterziehen. Sie beschreibt ihre Beschwerden neben dem Aufhören der Monatsblutung vor allem mit innerer Unruhe, Herzrasen, Schlafproblemen, Kopfschmerzen – alles klassische menopausale Symptome. Seit ihrer Behandlung vor zehn Jahren hat sie außerdem keine Menstruationsblutung. Aufgrund der ernsten Diagnose wurde über viele Jahre auf eine hormonelle Abklärung der Situation, sprich eine Hormontherapie, verzichtet.

„Herr Professor, muss ich mich für immer mit diesen Beschwerden herumschlagen?", fragt die Patientin. „Ich kann Ihnen nichts versprechen, aber wir haben einige Möglichkeiten im Rahmen einer Hormontherapie, die Ihnen helfen könnten", beruhige ich sie.

Die Hormontherapie bei Patientinnen nach Krebs ist auch für Spezialistinnen und Spezialisten besonders schwierig. Man will der Patientin nicht schaden, muss aber gleichzeitig die Lebensqualität der Frau möglichst zufriedenstellend erhalten. Nach zehn Jahren gilt jede Krebserkrankung als besiegt. Kommt es zum Wiederauftreten des Krebses (Rezidiv), dann sprechen wir eigentlich nicht von einem Wiederaufleben der Erkrankung, sondern meistens von einer neuerlichen Krebserkrankung. Das heißt, nach zehn Jahren kann durchaus eine Hormontherapie bei einem Status nach Leukämie durchgeführt werden.

Die Beschwerdesymptomatik der Patientin ist eindeutig zum einen östrogenbedingtes Herzrasen, zum anderen aber auch Gelbkörperhormon-bedingte Schlafprobleme. Dementsprechend habe ich der Patientin eine Hormontherapie mit bioidenten Hormonen*, nämlich in Form der transdermalen* Östradioltherapie, die täglich anzuwenden ist, und eines ebenfalls bioidenten Gelbkörperhormons als Progesteroncreme verschrieben.

Drei Wochen später bei der Kontrolluntersuchung gibt die Patientin an, dass fast alle Beschwerden verschwunden sind. Es fehle ihr nur ein wenig Antrieb und auch die Müdigkeit, die sie beim ersten Mal nicht genannt hat, sei deutlich spürbar. Die Tagesmüdigkeit ist ein Anzeichen von fehlenden männlichen Hormonen. Das heißt, dass in der vorzeitigen Menopause auch die männlichen Hormone abfallen. Daher habe ich ihr eine Therapie mit DHEA (Dehydroepiandrosteron) 25 mg in Kapselform einmal morgens verschrieben, um auch die männlichen Hormone zu ersetzen. DHEA ist nicht nur gesund – es ist in seiner Funktion als männliches Hormon auch ein Radikalfänger* und schützt somit das Herz. Es wird seit vielen Jahren in den USA, aber auch bei uns in Europa als Anti-Aging-Hormon angewendet, weil es Eigenschaften als Radikalfänger hat.

Nun ist die Patientin zufrieden und fragt bei der Kontrolluntersuchung: „Wie lange muss ich diese Hormontherapie einnehmen?"

Die Hormontherapie der jungen Frau, die vorzeitig in den Wechsel gekommen ist, sollte meines Erachtens bis zum natürlichen Menopausenalter verabreicht werden, also bis 49 oder 50 Jahre.

DHEA 25 mg Kapseln

Standardabgabemenge:
30 Stück (Salbentiegel)

Zusammensetzung:
Prasteron (Dehydroepiandrosteron) 0,025 g
Lactose-Monohydrat (Lactosum monohydricum) q.s.

Indikation:
Androgen-Substitution der Frau (25 mg) ohne negatives Feedback der Hypophyse. Neben DHEA wird auch Testos-

teron erhöht, was zu einer Verbesserung der Libido und Abbau des Bauchfettes führt, da Beta-3-Rezeptoren auch durch Androgene stimuliert werden.

Anwendungshinweise:
Da DHEA aktivierend wirkt, vorzugsweise morgens einnehmen – zur besseren Aufnahme auf nüchternen Magen (ist allgemein gut verträglich).
Bei Androgensubstitution sollte auf Alkohol verzichtet werden, da dieser die Aromatase stimuliert und die Wirkung der Androgene damit stark verringert.

Kommentar:
Als Kapselfüllstoff kann als Alternative zu Lactose-Monohydrat auch Maltodextrin, Mannitol mit 0,5 % hochdispersem Siliciumdioxid oder Microkristalline Cellulose mit 0,1 – 0,5 % hochdispersem Siliciumdioxid verwendet werden.
Eine Hyperandrogenämie kann bei dieser Dosierung kaum auftreten – allerdings sollte es nicht „blind" gegeben werden, um eine Verstärkung einer bestehenden Hyperandrogenämie zu vermeiden.
Keto-Formen von DHEA sind angeblich noch wirksamer.
In den USA ist DHEA ein klassisches Anti-Aging-Produkt und wird ab dem 50. Lebensjahr sehr häufig eingenommen, da es auch eine Radikalfänger-Eigenschaft hat und das Herz schützt.[4]

Brustkrebsrisiko in der vorzeitigen Menopause

Ich sage den Frauen stets: „Diese Therapie entspricht der Natur und auch das Brustkrebsrisiko entspricht dem der Frau, die nicht in die vorzeitige Menopause gekommen ist." Es gibt tatsächlich Studien, die behaupten, dass eine Hormontherapie in jungen

Jahren das Brustkrebsrisiko erhöht. Sie vergleichen Betroffene mit Frauen, die in der vorzeitigen Ovarialinsuffizienz keine Hormone nehmen. Das ist nicht richtig und entspricht nicht der Realität, vielmehr muss das Brustkrebsrisiko der Frau, die sich in jungen Jahren einer Hormontherapie unterzieht, mit dem Brustkrebsrisiko der Frau, die nicht in der vorzeitigen Ovarialinsuffizienz ist, verglichen werden. Hier, denke ich, gibt es praktisch keine Unterschiede.

Das Brustkrebsrisiko steigt bei dieser Art von Hormontherapie erst in späteren Jahren. Wir wissen, dass es ab 60 und 65 Jahren in der Statistik Sprünge gibt und dass hier tatsächlich das Brustkrebsrisiko deutlich ansteigt – allerdings auch abhängig von der Dauer der Hormontherapie. Eine Hormontherapie, die länger als fünf oder zehn Jahre dauert, hat ein deutlich höheres Risiko.

Insgesamt ist es für mich als Arzt sehr wichtig, die Lebensqualität der Frau auf einem sehr guten Niveau zu halten, und daher ist neben der eigentlichen Behandlung der Erkrankung und Heilung eben auch die Lebensqualität für jeden Menschen und speziell für die Frau in der Menopause sehr wichtig. Je stärker die Lebensqualität beeinträchtigt ist, desto größer muss der Fokus auf einem verantwortungsvollen Anwenden der Hormontherapie sein.

Hormonspiegel und Knochendichte

Die Möglichkeiten der Hormontherapie gerade bei jungen Frauen sind vielfältig. Sie kann transdermal über die Haut erfolgen, Tabletten können eingenommen werden und auch vaginal können alle Hormone verabreicht werden. Dies richtet sich nach den Bedürfnissen der Frau, aber auch nach den Rahmenbedingungen des jeweiligen Falles. Selbstverständlich kann eine Hormontherapie geändert werden, denn so wie sich beim Älterwerden viele Dinge ändern, ändert sich auch der Hormonstatus. Daher ist es wichtig, die Hormontherapie laufend zu überwachen, in dem Sinne, dass zunächst vor Beginn, dann drei Wochen nach Beginn unter Therapie und dann in halbjährlichen oder jährlichen Abständen die

Therapiespiegel der einzelnen Hormone überprüft werden und dafür gesorgt wird, dass sie im therapeutischen Bereich liegen.

Wenn eine Frau in vorzeitiger Menopause über längere Zeit niedrige Östrogen-, Progesteron- und/oder Testosteronspiegel hatte, ist es unbedingt notwendig, eine Knochendichtemessung durchführen zu lassen. Dies hat jedoch vor dem 25. Lebensjahr wenig Bedeutung, da erst mit 25 Jahren der sogenannte Bone Mass Peak* erreicht wird und es davor eher schwierig ist, eine Knochendichte zum Beispiel bei einer 18-jährigen Frau zu beurteilen.

Wenn die Knochendichte zumeist nach vielen Jahren des niedrigen Hormonspiegels erniedrigt ist, empfiehlt sich die Vorstellung in einer Osteoporoseambulanz oder, wenn es sich um eine nur leicht erniedrigte Knochendichte handelt, auf jeden Fall eine Kontrollknochendichtemessung nach einem Jahr, um zu sehen, wie schnell die Knochendichte verloren wird.

Das Wichtigste zur Erhaltung eines guten Knochens ist Vitamin D. Der Vitamin-D-Spiegel sollte im Rahmen eines Hormonstatus ebenfalls überprüft werden. In den meisten Fällen sollte hier eine relativ hoch dosierte Vitamin-D-Substitution, also ein Ersatz, erfolgen. Darüber hinaus muss auf eine kalziumhaltige Ernährung geachtet werden. Die Einnahme von Kalzium in jeder Form als Brause oder Kautabletten ist bei ausgewogener Ernährung nicht unbedingt notwendig. Sie wird erst notwendig, wenn es sich um eine echte Osteoporose handelt. Die Osteoporose sollte dann mit Kalzium und anderen knochenaufbauenden Präparaten behandelt werden.

Neben der Vitamin-D-Substitution ist auch Sport wichtig. Bei der menopausalen Frau, aber auch bei der Frau, die vorzeitig in die Menopause gefallen ist, ist für den Knochen Kraftsport zu empfehlen (im Gegensatz zum Ausdauersport). Vor allem die Wirbelsäule, in der die Osteoporose beginnt, ist hier zu betonen: zum Beispiel mit leichtem Gewichtstraining, Yoga oder auch jedem Training mit Eigengewicht.

Denken Sie nicht an rosa Elefanten

Derzeit haben wir in Europa eigentlich keine spezifischen Hormonpräparate für die junge Frau in der vorzeitigen Menopause. Wir können natürlich magistraliter* die Rezepturen verschreiben oder aber, wie es häufig der Fall ist, Zubereitungen oder Tabletten aus dem Bereich der klassischen Menopause für Frauen ab 50 Jahren verwenden. Der jungen Patientin sollte erklärt werden, dass hier in einem sogenannten Off-Label-Use* Präparate, die für über 50-jährige Frauen gedacht sind, verschrieben werden. Da es sich um natürliche Hormone handelt, wird das prinzipiell gut akzeptiert.

Wenn Sie jemandem sagen: „Denken Sie nicht an den rosa Elefanten", dann denkt diese Person ganz sicher an den rosa Elefanten. Wenn ich also der Frau sage: „Lesen Sie bitte nicht den Beipacktext", dann wird er natürlich gelesen. Hier habe ich ein Kommunikationsproblem, das sehr schwierig zu lösen ist. Ich kann nur darauf hinweisen, dass in diesem Fall der Beipacktext prinzipiell für Frauen über dem 50. Lebensjahr gedacht ist und dass hier das Brustkrebs- und Thromboserisiko fast zu vernachlässigen ist. Die Beipacktexte in der EU halte ich für sehr schlecht, speziell weil Patientinnen und Patienten verängstigt statt aufgeklärt werden, da viele Nebenwirkungen, die auch nur vermutet werden, angeführt werden. Es gibt in Großbritannien den Versuch, Beipacktexte zu kürzen und zu vereinfachen. Daneben gibt es auch ein EU-Projekt, das noch viele Jahre dauern wird – ich hoffe, dass es hier Verbesserungen geben wird.

Mein Appell: Bitte trauen Sie nicht dem Beipacktext – die Informationen entsprechen zumeist nicht der Realität. Ich vergleiche ein Medikament oft mit einem Flug nach Paris oder London. Wenn Sie einen Beipacktext zum Ticket bekommen, dass Sie nie ankommen könnten, dass es zu Verzögerungen kommen kann und Sie sogar abstürzen können, dass Sie entführt werden können oder Ihr Sitznachbar Sie mit einer Erkrankung anstecken kann, dann würden viel weniger Menschen ein Flugzeug benützen. So ähnlich verhält es sich auch mit diesen Beipacktexten.[5]

Beginn des Wechsels: Ich fühle eine Veränderung

Lara M., 48 Jahre, gibt keine klassischen Beschwerden an, auch hat sie regelmäßig ihre Periodenblutung. Dennoch kommt sie in meine Sprechstunde mit den Worten: „Ich fühle eine Veränderung." Ein Hinweis auf bestehende perimenopausale Beschwerden?

Ich frage sie, was sich verändert hat. „Meine Monatsblutung hat sich verändert, sie tritt deutlich schwächer auf. Ich fühle mich oft müde und abgeschlagen, doch am schlimmsten ist meine ständige unkontrollierbare Gewichtszunahme. Was erwartet mich da noch, Herr Professor?" – Diese Frage wird häufig gestellt und ist keine einfache, da die Beschwerdesymptomatik sehr individuell ist.

Es kann zum Ausbleiben der Regelblutung kommen und auch zu Hitzewallungen und Schweißausbrüchen. Das kann, muss aber nicht passieren. In vielen Fällen wird das Beschwerdemuster der Mutter vererbt, aber nicht immer. Der Zeitpunkt der Menopause kann mit dem der Mutter übereinstimmen. Hier kommt es darauf an, ob es einen ähnlichen Lebensstil gibt und gab, speziell im Hinblick auf Nikotin, Sport und natürlich Ernährung.

„Aber wie lange dauern diese Beschwerden? Leider hat meine Mutter nie darüber gesprochen!", klagt Lara M. In der Tat waren klimakterische Beschwerden bis Ende des 20. Jahrhunderts zumeist ein Tabuthema.

Die Beschwerdemuster sind sehr unterschiedlich. Im klassischen Fall dauern sie mehrere Jahre, doch können sie auch viel länger bestehen, nach ein paar Jahren vergehen und viele Jahre später wieder auftreten oder überhaupt erst mit 70+ zum Vorschein kommen.

„Das heißt, unter Umständen habe ich die ganze Geschichte geerbt?", ist die Patientin überrascht. „Prinzipiell kann sich die Frau – falls erhebbar – am Beschwerdemuster ihrer Mutter orientieren", bestätige ich.

„Was kann ich gegen diese beginnende Veränderung tun?", fragt Lara M. „Um Ihre gefühlten Veränderungen zu erfassen, sollten wir eine Hormonbestimmung mittels einer Blutabnahme durchführen. An den Geschlechtshormonen sowie deren Steuerungshormonen lässt sich eine Aussage über den Ist-Zustand machen", schlage ich vor.

„Ja, kann ich denn noch schwanger werden?" „Dies lässt sich ebenfalls durch den Hormonstatus feststellen", beruhige ich die Patientin.

Hormonstatus und viele Antworten

Die aktuelle Fruchtbarkeit, aber auch die Menopause können durch das AMH, das Anti-Müller-Hormon, beurteilt werden. Dieses Hormon gibt Aufschluss darüber, wie viele Eizellen eine Frau produziert. Es ist auch bei der Familienplanung oder bei unerfülltem Kinderwunsch ein wichtiger Maßstab. Wichtig ist, dass jeder Hormonstatus nur die gerade aktuellen – zum Zeitpunkt der Blutabnahme – Hormonspiegel im Blut darstellt. Hormone unterliegen nicht nur zyklischen Schwankungen, sondern auch Schwankungen im 24-Stunden-Tag-Nachtrhythmus. So unterscheiden sich die morgendlichen Blutspiegel vieler Stresshormone wie Cortisol oder Prolaktin* deutlich von den abendlichen. Kommt meine Patientin mit dem Fahrrad in die Sprechstunde, sind die männlichen Hormone deutlich höher, als wenn sie mit dem Auto kommt, da Bewegung zum Beispiel den Testosteronspiegel erhöht.

International wird der Hormonstatus zwischen dem dritten und fünften Zyklustag abgenommen – nach der Menopause, also ein Jahr nach der letzten Monatsblutung, kann die Blutabnahme zu einem beliebigen Zeitpunkt durchgeführt werden.

✧✦✧

Geschlechtsorgane

Die Brust

Vor dem Wechsel

In der Perimenopause kommt es bei Progesteronmangel zu vermehrter Wassereinlagerung, zum deutlichen Schwellen der Brüste und vor allem einer Schmerzhaftigkeit der Brust. Der Fachbegriff dafür ist Mastodynie. Oft haben die Frauen Angst, dass sie an einer bösartigen Erkrankung leiden, weil die Brust wächst. Tatsächlich handelt es sich aufgrund des Progesteronmangels um eine Wassereinlagerung, die zur Dehnung, Vergrößerung, aber letzten Endes auch zu einer Schmerzhaftigkeit in beiden Brüsten führt. Wichtiges Merkmal dieser hormonellen Situation ist, dass sie zu 90 Prozent beidseitig auftritt. Daher muss der einseitige Brustschmerz deutlich ernster genommen werden als der beidseitige. Man kann bei dieser Form des Brustschmerzes mit Spannungsgefühlen mit der bioidenten Progesteron-Therapie beginnen, und zwar in der zweiten Zyklushälfte im Fall der Perimenopause oder fast täglich, wenn man sich in der Menopause oder Postmenopause befindet, abhängig vom Hormonspiegel. Diese Progesteron-Therapie kann auch lokal mit bioidentem Progesteron in Form einer dreiprozentigen Progesteron-Creme durchgeführt werden.

Alternativ kann eine leichte Entwässerung mit ärztlich verordneten Entwässerungstees oder -tabletten durchgeführt werden. Auch nicht hormonelle Maßnahmen haben sich bewährt. Ich denke an Rosskastanie oder an ganz normale Verstauchungssalben wie Ibuprofen, also Voltaren-Gel, das lokal angewandt werden kann. Rosskastanie kann auch eingenommen werden und hat einen sehr guten Effekt auf diese Form des Brustschmerzes.

Im Wechsel

Die Menopause bringt oft ein vergrößertes Brustwachstum. In vielen Fällen ist dieses Brustwachstum allerdings eine Folge einer

Zunahme an Körpergewicht und damit der Fetteinlagerung in der Brust – nicht nur von Flüssigkeit aufgrund der fallenden männlichen Hormone. Letzten Endes kann es durch fehlende männliche und weibliche Hormone zu einem starken Brustwachstum kommen.

Kollagen

Das Resultat ist nicht nur eine Vergrößerung, sondern auch eine Schwächung des Kollagens. Damit kommt es zum Hängen der Brüste. Das betrifft nicht jede Frau, kann aber eintreten. Neben der klassischen Hormontherapie mit Östrogen und Progesteron, die eine gute Wirkung auf die Brust haben, kann hier mit männlichen Hormonen versucht werden, eine Kollagenhilfe, einen Schutz zu erzielen. Kollagen als Stützgerüst der Haut und des Bindegewebes wird durch Vitamin C, aber auch Östrogen aufgebaut und durch Progesteron und männliche Hormone vor dem Abbau durch sogenannte MMPs (Matrix-Metalloproteasen)* geschützt. Das heißt, ich kann durch alleinige Gabe von Vitamin C Kollagen aufbauen und gleichzeitig mit der Einnahme von männlichen Hormonen das Kollagen schützen. Für Östrogen ist bekannt, dass es neben Vitamin C das Kollagen aufbauen kann.

Das Progesteron wiederum stellt einen Schutz für das Kollagen dar. Die Auswirkungen der Östrogentherapie auf eine schlaffe Brust sind sehr gut beobachtbar. Schon nach mehreren Wochen nimmt die Brust wieder an Fülle zu. Angesichts der vielen Erscheinungsformen – es gibt die schlaffe, die vergrößerte und die schmerzende Brust – ist hier ärztlicher Rat und der Ausschluss von Erkrankungen wichtig, ganz besonders, wenn Schmerzen oder andere Veränderungen vor allem der Haut auftreten. Dann lassen Sie bitte auf jeden Fall eine ärztliche Untersuchung mit Ultraschall und Röntgen beziehungsweise auch MR (Magnetresonanz) durchführen.

Die Vulva

Die Vulva* unterliegt in der Menopause kaum Veränderungen, während die Vagina* unter der trockenen Schleimhaut leiden kann (siehe Kapitel Haut). Letzten Endes hilft eine lokale Östrioltherapie oder eine klassische Hormontherapie, die Einfluss auf die Scheide haben. In der Postmenopause kann es aber auch zu einem leichten Abbau des äußeren Genitales* kommen. Neben einer Verkleinerung der Schamlippen und der Klitoris kann die sogenannte Craurosis vulvae oder Vulvadystrophie, eine Sonderform oder Erkrankung der Vulva, auftreten. Dieser kann durch eine Östrioltherapie, also Eincremen mit östriolhaltigen Cremen, vorgebeugt werden. Wie weit sich das Genital verkleinert (atrophiert), ist stark vom Alter abhängig. Hier gibt es kaum Hausmittel, die zu nennen sind. Wichtig ist eine Pflege mit haut- und schleimhautfreundlichen Cremen.

Blutungen

Unvorhergesehene vaginale Blutungen, wie sie im Wechsel vorkommen können, sind nicht nur lästig, sondern können auch ein Hinweis für eine Erkrankung sein, etwa Gebärmutterkrebs. Gebärmutterkrebs tritt vor allem bei Frauen zwischen dem 50. und 60. Lebensjahr auf und kann sich durch Blutungen bemerkbar machen. Eine Abklärung bei der Frauenärztin oder beim Frauenarzt ist anzuraten.

Ein Hinweis ist mir wichtig: Unter einer Hormontherapie treten oft ebenfalls Blutungen auf und werden den Hormonen zugeschrieben. Auch hier sollte eine frauenärztliche Untersuchung durchgeführt werden, da nicht nur die Hormone, sondern eine ernste Erkrankung die Ursache sein kann.

Ursachen und Therapien

Zumeist sind Schleimhautblutungen der Gebärmutter die Ursache – dies kann durch eine Ultraschalluntersuchung überprüft werden. Treten immer wieder Blutungen auf und hilft eine medikamentöse Therapie nicht, wird eine Ausschabung der Gebärmutter (Curettage) durchgeführt. Das ist ein relativ kleiner operativer Eingriff mit großem Nutzen: Zum einen wird durch die Abtragung der Schleimhaut die Blutung gestoppt; zum anderen wird das gewonnene Schleimhautmaterial mikroskopisch untersucht und damit kann Krebs ausgeschlossen werden. Das gibt Sicherheit. Bei dieser Operation wird zumeist auch eine Hysteroskopie (Gebärmutterspiegelung) durchgeführt, bei der Schleimhautausstülpungen (Polypen) und/oder Myome* entdeckt und entfernt (operative Hysteroskopie) werden können.

Myome sind gutartige Tumoren der Gebärmutter und grundsätzlich eine Alterserscheinung. Führen diese zu einer Vergrößerung der Gebärmutter oder wachsen in die Gebärmutterhöhle, kann es nicht nur zu Blutungen, sondern auch zu einem Druckgefühl vor allem auf die Harnblase kommen. Früher war die einzige Lösung eine komplette Entfernung der Gebärmutter, jetzt werden die Myome hysteroskopisch (durch Gebärmutterspiegelung) oder laparoskopisch (durch Bauchspiegelung*), wenn technisch möglich, entfernt, sodass die Gebärmutter in vielen Fällen erhalten bleibt.

Eine neue Technik gegen Myome stellt die Stoßwellentherapie* dar. Mithilfe fokussierter Ultraschallwellen (MR-HIFU) werden die Myome zerkleinert und aufgelöst. Der Vorteil: keine Operation. Gleichzeitig kommt es leider auch zu einem Nachteil, nämlich dass Tage nach der Therapie wegen der Auflösung Schmerzen auftreten können.

Die Perimenopause stellt eine besondere Herausforderung dar: Durch den Progesteron-Abfall kommt es zu einer verstärkten und häufigen Monatsblutung. Hier kann eine Hormonspirale mit Gestagen* oft sehr hilfreich sein. Diese kann die Monatsblutung deutlich verringern und oft sogar ausschalten. Klappt dies nicht, kann die Schleimhaut nicht nur ausgeschabt, sondern die Gebärmutterhöhle mittels Hitze verkocht und damit eine neuerliche Schleimhautbildung verhindert werden, sodass keine oder kaum mehr Blutungen auftreten. Diesen Eingriff bezeichnet man als Endometriumablation.

Zusammenfassend sind Blutungen rund um die Menopause, vor allem wenn sie öfter auftreten, ernst zu nehmen und sollten – auch wenn sie wahrscheinlich hormonelle Ursachen haben – unbedingt ärztlich abgeklärt werden.

Knochen: Osteoporose und fehlender Antrieb

Patientin Susanne M. kommt mit einem Befund der Knochendichtemessung in meine Sprechstunde, die eine deutliche Osteoporose zeigt. „Was mache ich jetzt, Herr Professor? Kann man das wieder rückgängig machen?", zeigt sich die Patientin verzweifelt.

„Die Osteoporose können wir behandeln, aber wie geht es Ihnen sonst? Haben Sie noch andere Beschwerden?", frage ich sie.

„Ja, leider. Ich bin lustlos und mir fehlt der Antrieb. Ich habe den Eindruck, das sind manchmal echte Depressionen, wenn ich zu nichts zu gebrauchen bin und einfach nicht in die Gänge komme. Kann das auch am Wechsel liegen?"

„Aber ja, das kann alles an Ihrem Hormonstatus liegen, der menopausal ist. Ich bin sicher, dass ich Ihnen helfen kann", beruhige ich Susanne M.

Im Hormonstatus der 58-jährigen Patientin zeigt sich ein klassischer Menopausenstatus mit dem typischen Zeichen nicht nur der Menopause, das heißt niedriges Östradiol, niedriges Progesteron, erhöhtes FSH und LH, sondern auch deutlich erniedrigten männlichen Hormonen. Auf das Beschwerdebild angesprochen, sagt die Patientin, dass sie auch unter starker Gewichtszunahme leidet, in den letzten fünf Jahren rund 15 Kilogramm, dies vor allem im Bauchbereich.

Es folgt eine Therapie mit Androgenen, hier vor allem DHEA als Prohormon des Testosterons, und eine bioidente Hormontherapie mit Östrogen- und Progesteron-Cremen.

Nach bereits zwei Wochen berichtet die Patientin von einer deutlichen Besserung ihrer Beschwerden. „Das ist wirklich erstaunlich, Herr Professor, es geht mir schon viel besser“, freut sie sich.

Die Osteoporose, die bei ihr in der Densitometrie (Knochendichtemessung) schon sichtbar war, wird prinzipiell mit Vitamin D und Kalzium sowie einer regelmäßigen sportlichen Betätigung basistherapiert. Erst nach einer neuerlichen Knochendichtemessung nach einem Jahr und wenn sich zeigt, dass die Patientin deutlich an Knochendichte verliert, werden intensivere Therapien wie Infusionen oder Injektionen durchgeführt. Auch in Tablettenform mit Bisphosphonaten ist eine Therapie möglich. Diese Therapie wird jedoch nur durchgeführt, wenn zum einen eine stark ausgeprägte Osteoporose vorliegt, wenn es also bereits sogenannte Spontanfrakturen* gibt. Zum anderen ist sie angezeigt, wenn sich innerhalb eines Intervalls von einem Jahr in der Knochendichtemessung ein deutlicher Abfall der Knochendichte zeigt. Ansonsten ist die Basistherapie eben Vitamin D – hier gebe ich 3.000 bis 4.000 Einheiten täglich, zumindest 20.000 pro Woche –, Kalzium mit 500 bis 1.000 mg täglich und auch die sportliche Betätigung ist wichtig. Ein bedeutender Hinweis ist außerdem, dass Vitamin D zusammen mit Nahrung besser aufgenommen wird.

Kraft- und Ausdauersport

Sportliche Betätigung bei Osteoporose sollte im Wesentlichen eine Kombination aus Ausdauer- und Kraftsport sein, wobei der Kraftsport mit leichten Gewichten wesentlich zur Festigung und Stärkung des Knochens beiträgt. Der Knochen ist ähnlich wie der Muskel trainierbar – dementsprechend wird dieser täglich durch die Schwerkraft trainiert.

Das klassische Beispiel, das ich dazu gerne in der Sprechstunde bringe: der Astronaut. In der Schwerelosigkeit kann die Astronautin oder der Astronaut schon innerhalb weniger Wochen Zeichen einer deutlichen Osteopenie* zeigen. Ist sie oder er länger im Weltraum, so kommt es fast immer zur Osteoporosebildung, die sich am Boden, also in der Schwerkraft, relativ schnell wieder zurückbildet. In den Medien sieht man Astronautinnen und Astronauten im Weltraum oft mit Ergometern und ähnlichen Geräten trainieren. Dies dient hauptsächlich der Erhaltung des Knochens und der Knochenstruktur und erst in zweiter Linie dem Erhalt der Muskelmasse, denn mit jedem Schritt wird eigentlich das Körpergewicht gehoben und zum Beispiel der Oberschenkelknochen oder die Hüfte belastet. So ist auch einfaches Treppensteigen anzuraten, also einmal den Lift auszulassen, um die Knochen der unteren Extremität zu trainieren.

Schwieriger sind Training und Aufbau bei der Osteoporose, die zumeist in der Wirbelsäule beginnt. Zwar gibt es Rückentrainings und Stärkung der Rückenmuskulatur, doch eigentlich müsste man im Fall einer Osteopenie oder zumindest leichten Osteoporose der Wirbelsäule ein Gewichttraining wählen, das die Wirbelsäule direkt belastet und dementsprechend den Wirbelknochen stärkt. Dies ist leider eher schwierig, aber nichtsdestotrotz ist Rückentraining anzuraten. Inwieweit moderne Trainingstechniken Einfluss auf diese Knochendichte haben, ist leider nur zum Teil erforscht. Ich denke hier vor allem an das Elektrostimulationstraining oder EMS-Training, das die inneren Muskeln ebenfalls trainiert und dementsprechend eine Möglichkeit darstellt, die Tiefenmuskulatur, vor allem die tiefe Rückenmuskulatur – wir nennen sie auch Core-Muskulatur –, zu trainieren und vielleicht auch die Knochendichte der Wirbelknochen zu verbessern. Hier fehlen leider noch Studien.

Insgesamt hat sich aber in Studien gezeigt, dass Krafttraining, das nicht übertrieben wird, für das Knochenwachstum und die Stärke des Knochens sehr wesentlich ist, viel wesentlicher als zum Beispiel Ausdauertraining mit Laufen oder Radfahren. Daher ist gerade im Wechsel leichtes Krafttraining anzuraten – es kann natürlich auch mit Eigengewicht erfolgen, muss also nicht zwangsweise im Fitnesscenter stattfinden.

Kalzium

Kalzium ist an und für sich ausreichend in der durchschnittlichen Ernährung enthalten und vor allem für den Knochenaufbau wichtig, wenn man es therapeutisch einsetzt. Ansonsten ist eine zusätzliche Zufuhr von Kalzium in der Prävention eigentlich nicht notwendig, wenn es sich bei den Ernährungsgewohnheiten um eine durchschnittliche Mischkost handelt. Bei veganer, vegetarischer oder vor allem einseitiger Ernährung ist eine Extrazufuhr Kalzium jedoch anzuraten. Wenn Therapeutika wie die Bisphosphonate* eingesetzt werden, dann ist Kalzium auf jeden Fall zu empfehlen. Kalziumreiche Nahrungsmittel sind vor allem Trockenkäsesorten wie allen voran der Parmesan, der fast mit Kreide verglichen werden kann und einen sehr hohen Kalziumgehalt aufweist. Natürlich gehört auch die Milch dazu und hier sind Ziegen- und Schafsmilch ebenso wichtig – das Gleiche gilt für Ziegen- und Schafskäse.

Vitamin D

Bei Vitamin D hat sich in letzter Zeit die Kombination von Vitamin D3 mit Vitamin K2 durchgesetzt. Zu Vitamin K2 gibt es leider keine evidenten* wissenschaftlichen Studien, die irgendeinen Nutzen der K2-Therapie, geschweige denn eine richtige Dosierung des Vitamins K2, anzeigen. Es hört sich sehr vernünftig an, Vitamin K2 mit Vitamin D zuzuführen, doch aus wissenschaftlich medizinischer Sicht gibt es hier noch Lücken und eigentlich keine Beweise.

Die Dosierung von Vitamin D ist zumeist zu niedrig. Entscheidend ist natürlich der Vitamin-D-Ausgangswert. Die angepeilte Einheit von Vitamin D3 liegt zwischen 30 und 100. Wenn man im untersten Bereich oder im Negativbereich liegt, ist eine Zufuhr von mindestens 3.000 bis 4.000 Einheiten pro Tag wichtig. Das sind dann in der Woche zumindest 20.000 Einheiten Vitamin D. Diese Dosis kann in Tablettenform einmal pro Woche verabreicht werden oder mit 30 bis 40 Tropfen pro Woche und mehr.

Wie bei jedem Hormon, und Vitamin D ist letzten Endes auch ein Hormon, ist es wichtig, ab und zu den Wert des Hormons im Blut zu bestimmen. Ganz selten kommt es zu Hypervitaminose, das ist eine Überdosierung von Vitamin D, die sich dann zumeist in Muskelkrämpfen und Muskelschmerzen äußern kann und genauso ungünstig ist wie zu wenig Vitamin D.

Medizinische Osteoporose-Therapien

Neben Bewegung, Vitamin D und Kalzium gelten als nächste Stufe die Bisphosphonate, die den Knochenabbau deutlich verlangsamen und verzögern, indem sie die knochenabbauenden Zellen, die Osteoklasten, einzementieren und damit den Knochenabbau stoppen. Es kommt dadurch zu einer positiven Bilanz. Die Osteoblasten bauen den Knochen auf.

Einem ähnlichen Prinzip folgt Denosumab, Handelsname Prolia, das alle sechs Monate injiziert wird. Es verhindert die Bildung dieser knochenabbauenden Zellen, der Osteoklasten, und begünstigt daher ebenfalls einen Knochenaufbau.

Unter Therapie ist es besonders wichtig, dass in Intervallen von einem, eventuell zwei Jahren eine Knochendichtemessung durchgeführt wird, um den Therapieerfolg oder -misserfolg zu beobachten und dementsprechend die Dosis anzupassen.

Patientin Susanne M. ist hoch zufrieden mit der Entwicklung ihrer Osteoporose-Werte. Es gelang, mithilfe der Hormontherapie alle Beschwerdebilder gut in den Griff zu bekommen. Es hat sich bewährt, dass sich die Patientin aufgrund der Hormonwerte rasch in Therapie begeben hat, bevor sich Schlimmeres entwickeln konnte.

Die Folgen der Osteoporose muss man sich vor Augen halten. Für eine moderne Frau ist schon der Verlust der Körpergröße und die Bildung des sogenannten Witwenbuckels kein gutes Ziel. Daher ist es wichtig, neben dem Frakturrisiko*, das natürlich immer höher wird, je älter man wird und je schlechter die Knochendichte wird, auch die kosmetischen Aspekte in Betracht zu ziehen. Die eigentliche Problematik liegt hier natürlich in den Frakturen. Nicht zuletzt macht es auch volkswirtschaftlich etwas aus, dass es viele Hüft- und Oberschenkelfrakturen gibt, die letzten Endes zu langen Krankenhausaufenthalten führen und zum einen unsere „healthy life years", also unsere gesunden Lebensjahre, verringern und zum anderen sogar bei langen Krankenhausaufenthalten zu schweren Thrombosen* und bis zum Tod führen können. Bettlägerigkeit und Immobilität* sind ebenfalls keine schönen Aussichten. Daher ist es wichtig, schon frühzeitig, und das ist gerade im Wechsel der Fall, vorzusorgen, zumindest die Knochendichte zu bestimmen und die Basistherapie, wenn auch nur für vorsorgende Maßnahmen, zu beginnen.

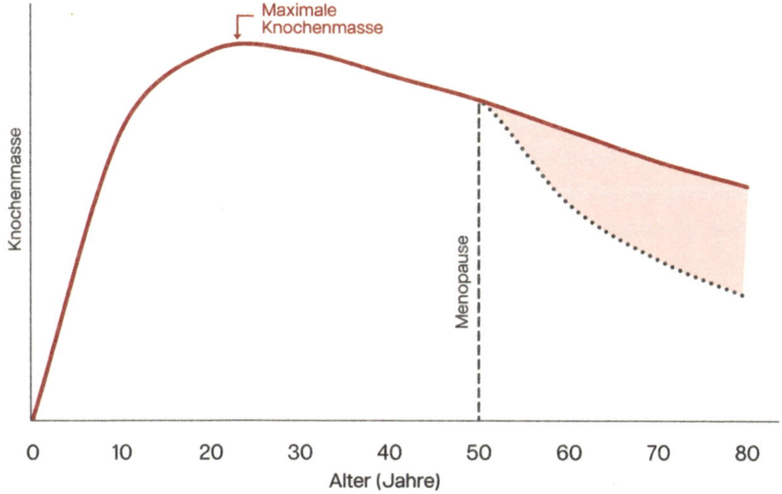

Abbildung 4: Mit rund 25 Jahren ist der Knochen am stärksten (Bone Mass Peak) – danach sinkt die Knochendichte langsam ab. Nach Eintritt der Menopause wird durch den Östrogenabfall etwas schneller Knochendichte verloren, doch hier lässt sich ein schneller und ein langsamer Knochendichteverlust beobachten. Die Knochendichtemessung zum Zeitpunkt der Menopause hat das Ziel, einen schnellen Knochendichteverlust zeitgerecht zu erkennen.

Gelenke: Doppelt unangenehme Beschwerden

Ein Abfall des Östrogenspiegels in der Menopause bewirkt oft Gelenksbeschwerden. Darunter leidet jede zweite Frau in der zweiten Lebenshälfte. Betroffen sind neben den klassischen Gelenken wie Knien oder Füßen vor allem auch die kleinen Fingergelenke. Warum ist das so?

Meine langjährige Patientin Petra S. hatte vielfältige Beschwerden rund um die Menopause, unter anderem Hitzewallungen, Schlafstörungen und leichte Osteoporose. Eines Tages kommt sie in meine Sprechstunde und beklagt sich: „Gegen Osteoporose nehme ich Medikamente und meine Werte werden halbjährlich überprüft, aber jetzt habe ich davon außerdem Schmerzen in den Fingern und Fußknöcheln. Gibt es dafür kein Rezept?“

„Wenn es zu keinen Brüchen gekommen ist, dann ist die Osteoporose wahrscheinlich nicht schuld an Ihren Schmerzen. Aber ich habe schon eine Idee, was die Ursache sein könnte. Wir müssen jedenfalls ausschießen, dass es eine andere Ursache dafür gibt“, entgegne ich ihr.

Der leidige Östrogenabfall

Östrogen hat im Stoffwechsel bezüglich des Flüssigkeitshaushaltes eine große Aufgabe, es reguliert nämlich unter anderem die Wassereinlagerung und das betrifft auch die Gelenkshaut und die Gelenksflüssigkeit. Kommt es zu einer „Ebbe“, dann beschleunigt sich die Abnützung, die Gelenke entzünden sich und Schmerzen entstehen. Östrogen hat aber auch eine Aufgabe in der Immunabwehr: Wenn es sinkt, dann fällt auch die Immunabwehr und es kann vermehrt zu Entzündungen, auch in den Gelenken, kommen.

Ein weiterer Effekt dieses Östrogenabfalls, der in der Menopause aus natürlichen Gründen passiert, ist, dass auch die Schmerzschwelle sinkt. Das heißt, der Schmerz wird oft stärker empfunden als vor der Menopause. Daher sind Gelenksschmerzen doppelt unangenehm für die Frau in der Menopause.

Zunächst müssen die Menopause und der Östrogenmangel als Ursachen erkannt werden, denn es gibt natürlich sehr viele rheumatische Erkrankungen wie die rheumatische Arthritis, die Polyarthritis*, Rheuma als solches und auch die Arthrosen, also einfache Abnützungen der Gelenke, die alle für Gelenksschmerzen infrage kommen.

Oft kommen in der Sprechstunde Frauen zu mir, die Schmerzen als Osteoporose deuten. Die Osteoporose hat mit den Gelenken an sich wenig zu tun. Der Knochen ist natürlich auch für das Gelenk wichtig, aber die Osteoporose selbst ist zumeist nicht schmerzhaft, außer es kommt zu Knochenbrüchen (Frakturen). Die Gelenke entzünden sich, die Reibung verstärkt den Effekt durch weniger Flüssigkeit und auch die Schmerzschwelle ist erniedrigt – alle diese Faktoren führen leider zu einem Zustand, der früher mit dem Altwerden assoziiert wurde. Man wird älter und hat eben mehr Gelenksschmerzen, die Knie tun beim Aufstehen weh. Das ist in diesem Zusammenhang falsch.

Eine Blutanalyse ergibt bei Petra S. eindeutig einen Östrogenmangel. Sie leidet also unter einer besonderen Form der Arthritis, die in der Menopause entstehen kann.

Eine Vielzahl möglicher Ursachen

Wenn der Östrogenmangel als Ursache erkannt worden ist, treten diese klassischen Beschwerden zum Beispiel in den Fingergelenken auf. Die Arthritis in den Fingergelenken – man spricht auch von einer klimakterischen Arthritis – ist also primär eine Problematik der Trockenheit der Fingerendgelenke mit anschließender Entzündung und Degeneration*.

Ganz typisch in der Menopause sind auch die Heberden-Knötchen, kleine knotige Verdickungen unter der Haut, die am Gelenksrand auftreten. Sie sind noch nicht wirklich erforscht, gehören aber zum Symptombild dieser klimakterischen Arthritis. Oft sind die Knötchen auch ein wenig schmerzhaft, doch leider ist gegen sie noch kein Kraut gewachsen. Theoretisch könnte man sie wegoperieren, man sagt dazu auch „kürettieren" – das wird aber nur sehr selten durchgeführt.

Betroffen sind hier vor allem die Fingergelenke, Knie und Füße – das sind die Hauptgelenksbeschwerden. Natürlich ist die Wirbelsäule hier ebenfalls zu nennen, allerdings ist es hier oft sehr schwierig, zwischen Bandscheiben, Wirbelsäulen, Polyarthritis, Foramenverengung* und anderen zu unterscheiden. Hier gibt es sehr viele Diagnosen und daher ist eine eindeutige Diagnose schwierig zu stellen.

Therapieoptionen

Bei den Gelenksbeschwerden in den Fingern kann lokal eine Östrogentherapie sehr gut helfen. Ich verschreibe hier gerne Östriol als Creme (Ovestin®, Estriol®), die man morgens und theoretisch auch abends mit den Fingern einreibt, einwirken lässt oder über Nacht Handschuhe darüber trägt, um die Wirkung zu verstärken. Östriol hat auch für die Gelenke eine klassische flüssigkeitsspendende und antientzündliche Wirkung.

An Naturheilmitteln oder natürlichen Medikamenten dagegen verwende ich ganz gerne die Rosskastanie, die es als Gel, aber auch zum Schlucken gibt. Sie kann die Entzündungen etwas hemmen. Weiters hilft ein entzündungshemmendes Bad der Hände in Meersalz, wobei Meersalz generell eine sehr gute antientzündliche Wirkung aufweist. Daher wäre ein Aufenthalt am Meer zu empfehlen. Die Wärme, das Salz und das Meerwasser selbst können fast Wunder bewirken.

Naturheilkundetechnisch wäre noch das Pfefferminzöl zu nennen, das eine kühlende Wirkung hat, und das Rosmarinöl mit antientzündlichem Effekt.

Zusätzlich zu diesen Maßnahmen ist eine antientzündliche Ernährung von Nutzen. Ich denke hier vor allem an Gemüsekost und Kurkuma sowie ungesättigte Fettsäuren. Viele nehmen Fischölkapseln als antientzündliches Medikament zu sich – sie enthalten die bekannten Omega-3-Fettsäuren. Natürlich ist hier jede ungesättigte Fettsäure wie in Olivenöl, Rapsöl oder Leinöl zu nennen. Sie alle wirken antientzündlich.

Schlecht wirken sich hingegen Omega-6-Säuren aus, das sind einfach gesättigte Fettsäuren, wie sie zum Beispiel im Schweinefleisch vorkommen, aber auch Zucker. Zucker hat hier offensichtlich auch bei der Entzündung eine negative Wirkung. Daher sollten Zucker und gesättigte Fettsäuren möglichst vermieden werden.

Daneben ist bei großen Gelenken wie dem Kniegelenk oder den Fußgelenken eine Physiotherapie durchaus anzuraten. Zur Verringerung oder Verbesserung der Schmerzen ist auch eine Akupunktur zu empfehlen. Die Akupunktur kann hier ebenfalls schmerzlindernd wirken.

Letzten Endes kann eine Hormontherapie auch bei Gelenksschmerzen systemisch* angewendet werden – mit Östrogen oder auch in Kombination mit Progesteron – und all die Symptome, die der Östrogenmangel, aber auch der Progesteronmangel hervorruft, verbessern. Daher ist bei starken Gelenksschmerzen immer auch an die Menopause, das klimakterische Syndrom und nicht zuletzt an ein Östrogendefizit zu denken. Vielleicht bewährt es sich, für ein bis drei Monate eine Östrogentherapie als Versuch zu starten und zu vergleichen, ob sich die Gelenksschmerzen unter dieser Therapie bessern oder nicht.

Insgesamt sind Gelenksschmerzen ein klassisches Symptom der Menopause, neben den bekannten Hitzewallungen und Schweißausbrüchen. Daher gelten sie als Klassiker des klimakterischen Syndroms und sind nicht zu verharmlosen. Oft werden, gerade wenn ich hier an die Fingergelenke denke, die Leiden der Frauen bagatellisiert. Dies ist falsch. Hier gilt es, sich durchzusetzen, die Beschwerden exakt anzugeben und eine Therapie einzufordern.

Petra S. hat übrigens meine Empfehlungen für unterstützende Therapien angenommen und umgesetzt. Als Basistherapie wurde ihre bestehende Hormontherapie angepasst. Nach nur zwei Monaten gehörten die Gelenksschmerzen der Vergangenheit an.

Gel bei Gelenksbeschwerden

Standardabgabemenge:
100 g (Pumpspender [z. B. Mezzo], ev. Salbentube, weiß lackiert)

Zusammensetzung:
Estradiolbenzoat (Oestradiolum benzoylatum) 0,060 g
Carbomer 940 (Carbopol 940) 0,300 g
Trometamol (Trometamolum) 2,500 g
Benzylalkohol (Phenylmethanolum) 1,800 g
Ethanol 96 % (V/V) (Aethanolum) 10,000 g
Wasser, gereinigtes (Aqua purificata) ad 100,000 g

Indikation:
Arthritis climacterica, besonders schmerzende Fingergelenke

Anwendungshinweise:
Abends in die Fingergelenke (oder andere Gelenke) kräftig einmassieren, bei starken Beschwerden über Nacht auch Handschuhe darüber anziehen – mindestens 3 Wochen täglich.[6]

Muskulatur: Wippende Oberarme

In meine Ordination kommt eine Patientin, die über Muskelschwäche berichtet. „Beim Sport passiert es mir oft, dass ich fast zusammensinke. Außerdem habe ich Kreuzschmerzen und meine körperliche Leistungsfähigkeit hat abgenommen", klagt die Patientin Elsa M. Außerdem schildert sie ein ganz besonderes, typisches Merkmal: „Wenn ich Salz über das Essen streue, dann flattert die Unterseite meiner Oberarme wie Flügel. Das ist so hässlich! Dabei trainiere ich meine Arme." Die flatternden Oberarme stören die arme Frau besonders. Sie ist sehr verzweifelt und fragt mich, ob ihr Hormone helfen können.

Ich rate der Patientin zu Kraftsport, der nicht nur für die Muskulatur, sondern vor allem auch die inneren Organe wichtig ist. Des Weiteren ist eiweißreiche Ernährung hilfreich, wobei hier besonders die Aminosäuren Arginin und Ornithin zu nennen sind. Eiweißpräparate und -shakes, wie sie in Fitnesscentern oft angeboten werden, sind zu empfehlen. Zu hinterfragen ist jedoch, um welches Eiweiß es sich handelt: Idealerweise Sojaeiweiß, aber auch Hühnereiweiß ist möglich. Darüber hinaus sollte das Eiweiß purinfrei* sein und die biologische Wertigkeit sollte bei 100 Prozent liegen. Purinfreiheit empfehle ich, weil es sonst bei erhöhtem Eiweißkonsum zu Nierenschädigungen kommen kann. Eine zu große Menge an Eiweiß kann zu Eiweißfäule im Darm und damit wiederum zu Verdauungsproblemen führen und nicht zu dem gewünschten muskelaufbauenden bzw. anabolen Effekt.

Prinzipiell habe ich der Patientin nicht nur die Therapie mit Eiweiß und Kraftsport empfohlen, sondern ich habe sie auch gebeten, eine Fettmessung durchzuführen. Diese Messung des Fett- und Muskelanteils des Körpers kann mit den bekannten Körperfettwaagen durchgeführt werden, die entweder in diversen Fitnessstudios zur Verfügung stehen oder auch im Handel erhältlich sind. Sie zeigen neben dem Körpergewicht auch den Anteil an Muskel- und Fettmasse an. Das sind zwar nur grobe Daten, aber durchaus verwertbar. Bei meiner Patientin hat sich ein fast 40 %iger Fettanteil gezeigt. Dieser hohe Fettanteil trotz Sports ist ein typischer Hinweis auf Sarkopenie, das heißt die Muskel-Fett-Relation verschiebt sich zu Ungunsten der Muskulatur hin zum Fett.

Was ist Sarkopenie?

Sarkopenie, der altersabhängige Muskelschwund, der schon ab dem 40. Lebensjahr auftreten kann, ist besonders bei Frauen, die wenig bis keinen Sport machen, oft sehr ausgeprägt. In unserer Zeit, da wir meist viele Stunden vor dem Computer sitzen, ist Sarkopenie neben der Osteoporose ein großes Thema. Bei der Osteoporose, dem Leitthema, sind die Folgen mit Hüftfraktur oder Wirbelsäulenproblemen offensichtlich, während die Sarkopenie noch schleichender als die Osteoporose zu Muskelschwäche führt. In weiterer Folge kann sie den Alltag jenseits des 60., 70. Lebensjahres erschweren, indem Probleme beim Stiegensteigen oder beim Bücken und wieder Aufrichten entstehen. Daher ist regelmäßiges körperliches Training wichtig. Es ist übrigens ein typisches Merkmal der Sarkopenie, dass die Muskelschwäche nicht nur die Bewegung erschwert, sondern dass sie im Alltag oft zu Stürzen führt. Diese Stürze – vor allem Treppenstürze –, die unvorhergesehen passieren, sind sehr gefährlich und können zu schweren Verletzungen führen.

Eiweiß und Hormone

Bei Sarkopenie ist eine erhöhte Eiweißaufnahme wichtig. Man rechnet mit 1 bis 2 g Eiweiß pro Kilogramm Körpergewicht, das grundsätzlich bis maximal 4 g auch leicht erhöht werden kann. Eiweißshakes sind zu empfehlen – der Zuckergehalt und andere, bereits genannte Parameter sollten jedoch beachtet werden.

Hormone können den Fettabbau und vor allem den Muskelaufbau ebenfalls beschleunigen. Dabei ist es gerade ab dem 50. Lebensjahr, wenn die weibliche Andropause beginnt, wichtig, auch auf die männlichen Hormone zu achten. In erster Linie wird zur Substitution* der männlichen Hormone DHEA eingesetzt, und zwar 25 mg DHEA-Kapseln täglich morgens. Eine Testosteron-Ersatztherapie kann bei älteren Frauen mit stark ausgeprägter Sarkopenie überlegt werden. Hier wird jedoch die Dosis halbiert. Testosteron hat bei alten Menschen jenseits des 70. Lebensjahres durchaus eine muskelaufbauende Wirkung, vor allem wenn der Alltag beeinträchtigt ist.

Sport für Muskeln und Knochen

Kraftsport wirkt sich nicht nur auf die Muskulatur günstig aus, sondern auch auf den Knochen, während Ausdauersport für das Herz-Kreislaufsystem und für den Fettabbau wichtig ist. Letzten Endes wird der Muskelaufbau nur durch stärkere Beanspruchung der Muskulatur eingeleitet, daher ist ein leichtes Krafttraining zu empfehlen.

Neben dem klassischen Fitnesscenter und dem Training mit Gewichten hat sich auch Training mit Eigengewicht durchgesetzt, das durchaus ausreicht, um die Muskulatur zu erhalten – von Grundübungen wie Kniebeugen und Liegestützen, die auch an der Wand durchgeführt werden können, bis hin zu Yoga oder Pilates. Wichtig ist beim Sport, und das kann ich nicht oft genug betonen, dass die Übungen richtig durchgeführt werden. Das kann zwar aus dem Internet, aber deutlich besser durch einen Trainer oder in einem Kurs erlernt werden. Bei den Grundübungen kann es passieren, dass es durch falsches Trainieren, etwa falsche Handhabung von Hanteln, leicht zu Verletzungen kommt.

Salzfassphänomen

Schlaffe Haut an den Oberarmen wird auch als Salzfassphänomen bezeichnet, da beim Salzen die Oberarme vor allem im hinteren Bereich schlackern und das stört sehr viele Frauen. Dieses Phänomen tritt gerne nach der weiblichen Andropause, also nach dem Absinken der männlichen Hormone, auf. Die schlaffe Haut kann wie gesagt zum einen durch Oberarmtraining verbessert werden, zum anderen durch eine lokale Hormontherapie mit Progesteron-Creme, aber auch mit Cremen, die männliche Hormone enthalten, denn beide stärken das Kollagen. Zusätzlich ist eine erhöhte Vitamin-C-Aufnahme von mindestens 1.000 mg täglich zu empfehlen, da Vitamin C eine kollagenaufbauende Eigenschaft besitzt. Auch Östradiol besitzt ähnlich wie Vitamin C die Eigenschaft, Kollagen aufzubauen. Falls eine Hormontherapie wegen schwerer klimakterischer Beschwerden angezeigt ist, kann daher eine Hormontherapie mit Östrogenen ebenfalls ein wirksames Mittel im Kampf gegen schlaffe Oberarme sein.

Die Ultima Ratio* stellt die chirurgische Korrektur, das Wegschneiden überschüssiger Haut am Oberarm, dar. Diese wird von plastisch-kosmetisch tätigen Chirurgen angeboten. Es ist dennoch wichtig, dass auch im Fall einer chirurgischen Korrektur der Oberarme das Bindegewebe und die Haut selbst kollagengestärkt werden sollen, um ein schnelles Wiedererschlaffen der Oberarme zu verhindern und zumindest hinauszuzögern.

Haare: „Haarige" Probleme

Claudia K. kommt in meine Sprechstunde und ich sehe ihr die Verzweiflung schon an: „Ich verliere meine Haare und weiß nicht mehr, was ich tun soll. Wenn sich nicht bald etwas ändert, muss ich wohl eine Perücke tragen."

„So schlimm ist es nicht", beruhige ich die Patientin. „Aber ich kann Ihnen versichern: Wir werden herausfinden, was die Ursache für den Haarausfall ist und eine Lösung finden. Haben Sie noch ein klein wenig Geduld."

Prinzipiell gibt es wenige wissenschaftliche Studien über Haarausfall. Grob gesagt gibt es beim Haarausfall zwei Möglichkeiten: Beim diffusen Haarausfall wird das Haar auf dem gesamten Kopf schwächer und weniger dicht. Im Gegensatz dazu wird der sogenannte androgenetische Haarausfall durch eine Tonsur, eine Stirnglatze, ein Glätzchen am Hinterkopf und vor allem die bekannten Geheimratsecken charakterisiert.

Claudia K. hat am gesamten Kopf Haarausfall, der dazu führt, dass die Kopfhaut sichtbar wird. Kein Wunder, dass die Frau, die sich im menopausalen Alter befindet, unglücklich ist.

Diffuser Haarausfall

Für den diffusen Haarausfall gibt es gerade in der Menopause einen besonderen Grund: Das Östrogendefizit, das Fehlen des weiblichen Hormons, kann zu einer Schwächung des Haares, zu krausem Haar, aber vor allem zu diffusem Haarausfall führen, das heißt das Haar wird insgesamt schwächer und lichter. Dies höre ich auch oft in der Sprechstunde. „Ich hatte dreimal so viele Haare vor dem Wechsel als jetzt." Ebenso werden häufig Kämme oder Bürsten gezeigt, die deutlich mehr Haare enthalten, als es für den täglichen, normalen Haarausfall üblich ist.

Der diffuse Haarausfall hat noch zwei weitere Ursachen, die wir kennen. Die eine ist die oft zitierte Schilddrüsenunterfunktion, die ebenfalls zu Haarausfall führen kann. Es gibt allerdings ein sogenanntes klinisches Unterscheidungsmerkmal, nämlich dass es aufgrund der Schilddrüsenunterfunktion nicht nur zu einem diffusen Haarausfall am Kopf kommt, sondern auch im Bereich der sekundären Geschlechtsorgane, das heißt auch die Schambehaarung wird weniger und – was besonders charakteristisch ist – auch die seitlichen Augenbrauen, das heißt die äußeren Enden beider Augenbrauen können ebenfalls unter Haarausfall leiden.

Bei der Schilddrüsenunterfunktion ist klar, dass hier die Schilddrüse eingestellt werden muss, indem täglich morgens vor dem Frühstück eine Dosis, die jeweils an den Bedarf der Patientin angeglichen werden muss, eingenommen werden sollte.

Der wissenschaftlich fundierte weitere Grund für einen diffusen Haarausfall ist der oft zutreffende Eisenmangel bei Frauen. Es scheint eine geschlechtsspezifische Schwäche zu sein, dass Frauen prinzipiell weniger Eisen speichern. Dieses Speichereisen, das vor allem in der Muskulatur gespeichert wird, nennt sich Ferritin. Oft ist der Serumeisenspiegel* (fast) im Normbereich, der gespeicherte Eisenwert, das Ferritin, jedoch an der unteren Grenze oder sogar unter dem Grenzwert. Der Ferritinspiegel lässt sich ganz einfach über eine Blutabnahme eruieren und daher wäre die Idee, mehr Eisen zuzuführen. Dieses Zuführen von Eisen ist zum einen abhängig von der Eisenaufnahme, und die ist sehr individuell, zum anderen von Vitamin B12, dem sogenannten intrinsischen Faktor*, das ebenfalls zur Eisenaufnahme wichtig ist. Das heißt, es sollte kein Vitamin-B12-Mangel, den man ebenfalls leicht im Blut feststellen kann, bestehen.

Leider hat sich die orale Aufnahme, also die Einnahme von Eisentabletten, für eine Erhöhung des Ferritinspiegels nicht wirklich als effizient erwiesen. Eisen wird vor allem in Gegenwart von saurem Milieu aufgenommen, das heißt es ist sinnvoll, Eisentabletten mit etwas Saurem wie Essig, Salaten oder Zitrone aufzunehmen. Auch die Zitrone auf dem Fleisch macht mehr Sinn als man glaubt, denn man nimmt das Eisen aus dem Fleisch – und hier ist durchaus auch das weiße Fleisch wie Hühnerfleisch interessant – besser auf. Bei der Einnahme von Eisentabletten dauert es allerdings relativ lange, bis tatsächlich ein ausreichender Eisenspiegel erreicht wird. Nichtsdestotrotz wird das Ferritin zumeist nur langsam und sehr träge erhöht. Daher hat sich in den letzten Jahren eine Infusion mit Ferritin (Ferrinject) durchgesetzt, denn nur eine oder maximal zwei Infusionen bewirken eine Auffüllung des Eisen- bzw. Ferritinspeichers und können den Haarausfall durchaus stoppen.

Bei Claudia K. zeigt der Blutbefund, dass einerseits ein Östrogendefizit besteht und andererseits ein Eisenmangel. Da sich die Patientin mit einer Hormontherapie nicht anfreunden kann, entscheiden wir uns für ein hormonhaltiges Haarwasser und unterstützend Eisen, Biotin und Zink. Nach nur sechs Wochen ist die Patientin über die Entwicklung sehr zufrieden – das Schlimmste konnte verhindert werden.

Androgenetischer Haarausfall

Hier ist die Diagnose klinisch eindeutig. Die verstärkten Geheimratsecken, die Tonsur und vor allem die Lichtung im Sinne einer Glatzenbildung des Haares ist fast gleichbedeutend mit der Diagnose androgenetischer Haarausfall. Zur Ergänzung ist die Feststellung der Androgene, also der männlichen Hormone, sinnvoll. Diese männlichen Hormone, vor allem das Testosteron, aber auch das DHEA, können bereits bei (grenzwertiger) Erhöhung einen Haarausfall auslösen, insbesondere, wenn der positive Gegenspieler, das Östrogen, erniedrigt ist. Daher ist eine Konstellation von erhöhten Androgenen, also erhöhten männlichen Hormonen, und niedrigem Östrogen besonders ungünstig, wenn es um die Haare geht.

Hier kann man mit einer Hormontherapie ansetzen. Bei einem Östrogendefizit kann Östrogen eingenommen und sozusagen systemisch angewendet werden. Das Östrogen kann aber auch nur lokal im Sinne eines Östradiol-Haarwassers oder einer Östradiol-Haarmaske angewandt werden. Östrogen muss nicht für den gesamten Körper eingenommen werden, um die Haare zu retten, sondern es reicht oft nur ein Haarwasser, das östrogenhaltig ist.

Alternativ dazu werden im Handel einige andere Haarwuchspräparate angeboten. Wissenschaftlich fundiert gibt es nur zu Minoxidil positive Studien. Minoxidil ist ein Haarwuchsmittel, das bei Geheimratsecken und hoher Stirn durchaus erfolgreich ist, allerdings den Nachteil hat, dass es nur wirkt, solange es angewendet wird. Hört man mit der Zufuhr des Wirkstoffs Minoxidil (Rogaine) auf, dann beginnt das Haar wieder weniger zu werden und der Haarverlust beginnt von Neuem.

Antiandrogene

Beim androgenetischen Haarausfall ist es in der Menopause möglich, Antihormone, also Hormone gegen männliche Hormone, einzunehmen, denn vor Eintritt der Menopause, wenn also eine

Schwangerschaft noch möglich ist, sollten diese sogenannten Antiandrogene nicht eingenommen werden, da sie das Kind schädigen könnten. Stellen Sie sich vor, Sie haben einen männlichen Embryo, der dann mit Antiandrogenen befeuert wird – das ist sicher ungünstig für die Geschlechtsbildung. Entsprechend unbedenklich sind sie in der Menopause einzunehmen. Die Antiandrogene haben vor allem einen Nebeneffekt: Sie können Depressionen verstärken. Daher ist es schwierig, sie bei bereits bestehenden Depressionen systemisch anzuwenden, doch auch hier können Haarwasser mit Antiandrogenen helfen.

Das in der Apotheke erhältliche Antiandrogen unter dem Namen Propecia® ist interessanterweise nur für Männer zugelassen. Die systemische Anwendung bei Frauen dürfte wissenschaftlich noch nicht ausreichend erforscht sein und ist daher auch nicht zugelassen. Propecia® hemmt allerdings die Bildung des stärksten männlichen Hormons Dihydrotestosteron (DHT). Es kann aber in Form eines Haarwassers angewendet werden, und zwar auch unbedenklich in der Menopause bei Frauen.

Zink und Biotin

Oft werde ich gefragt, ob es wichtige Zusatzstoffe gegen Haarausfall gibt und was man sonst noch dagegen unternehmen kann. Es gibt ein ganz einfaches Haarwuchsmittel und das ist Zink. Warum Zink? Wir wissen, dass der Zinkfinger* vor allem das Östrogen an die Zelle bindet, es ist also wichtig für die Funktion des Östradiols. Daher ist die Einnahme von Zink sehr sinnvoll, um das verminderte, aber doch wirkende Östradiol im Wechsel zu stärken. Um die Wirkung dieses Östradiols auf die Haarwurzel zu verstärken, ist die Einnahme von Zink von 20 bis 40 mg täglich anzuraten.

Vitamin H, auch Biotin genannt, ist ebenfalls sehr hilfreich bei Haar- und Hautproblemen und kann ebenso als Nahrungsergänzungsmittel empfohlen werden. Biotin hat hier ebenfalls eine haarerhaltende Wirkung. Ob es zu einer Neubildung von Haarwurzeln kommt, würde ich eher verneinen, aber das Haar profitiert dennoch von Vitamin H.

Östradiol und Progesteron im Haarwasser

Neben dem Defizit an Östradiol wissen wir, dass in der Menopause auch das Progesteron fehlt und es scheint, dass man gerade bei einem Haarwasser auf das Progesteron nicht vergessen sollte. Östradiol und Progesteron sollten durchaus in einem Haarwasser für die Wechseljahre verwendet werden.

Bei männlichem Haarausfall ist neben den Antiandrogenen, die hauptsächlich gegen Testosteron wirken, daran zu denken, dass wenn andere männliche Hormone wie DHEA oder auch Androstendion erhöht sind, diese Antiandrogene schlecht oder kaum wirken.

Cortison

Als Ultima Ratio, letzte Möglichkeit, bei erhöhten männlichen Hormonen wird Cortison eingesetzt. Auch Cortison kann systemisch angewandt werden, indem man es zum Beispiel als Tablette oder als Injektion einnimmt, aber auch als Haarwasser oder -lotion oder beides kann es eingesetzt werden. Cortison wirkt antiandrogen, es senkt also alle Hormone der Nebennierenrinde wie Testosteron, DHEA und Androstendion ab und kann so als Notbremse auch in geringen Dosierungen bei starkem Haarverlust durch erhöhte männliche Hormone funktionieren.

Wenn Cortison funktioniert, dann zeigt sich die Wirkung schon nach mehreren Wochen. Länger als drei Monate auf eine Wirkung zu warten, hat sich bei Haarausfall nicht bewährt. Cortison besitzt neben der Wirkung gegen männliche Hormone auch eine antientzündliche Wirkung. Wir wissen, dass die Entzündung der Haarwurzel in dem Stadium, wenn man mehr Haar verliert, wie es zum Beispiel auch beim saisonalen Haarverlust oft der Fall ist, eine gewisse Rolle spielt.

Der dritte Effekt des Cortisons ist ein immunologischer. Es gibt einige Formen des Haarausfalls, etwa einen besonderen mit kreisrunden, ein bis fünf Zentimeter großen Glatzenbildungen im Haupthaar bis hin zum Verlust von Augenbrauen und der gesamten Körperbehaarung. Dies wird auch als immunologischer Haarausfall be zeichnet. Er ist eigentlich nur mit Cortison systemisch behandelbar.

Alternativen zur Hormontherapie

Wenn eine Hormontherapie nicht erwünscht ist und die Hormone nicht systemisch angewendet werden sollen, können sie beim klassischen Haarausfall im Wechsel bedingt durch den Östrogendefizit auch nur als Haarwasser oder Haarmaske zum Einsatz kommen. Nimmt man zusätzlich Biotin und Zink ein, wird dadurch ebenfalls das Haar gestärkt.

Bei der Schilddrüsenunterfunktion ist die Therapie klar – hier muss die behandelnde Ärztin oder der behandelnde Arzt vor allem auf die Klinik achtgeben, das heißt auch nur leicht erhöhte TSH-Werte bei einer subklinischen* oder latenten* Unterfunktion der Schilddrüse können bereits Haarausfall bewirken.

Beim männlichen Haarausfall gibt es mehrere Stufen. Auch hier gilt: Biotin und Zink sind hier durchaus zu empfehlen. Darüber hinaus gibt es viele Haarwässer mit Koffein und vielen anderen Stoffen im Handel zu kaufen, die die Durchblutung anregen sollen. Die Wirkung dieser Haarwässer ist wissenschaftlich nicht fundiert. Wir sprechen heute von „evidence-based medicine"*, die nur das Ferritin, natürlich die Schilddrüsenunterfunktion und das Minoxidil unterstützt – zu diesen Wirkstoffen gibt es Studien, die eine Wirkung nachweisen. Viele andere Substanzen, die im Zusammenhang mit Haarausfall gerade in der Menopause genannt werden, sind vom wissenschaftlichen Standpunkt her nicht überprüft und dementsprechend schwierig zu empfehlen.

Ebenso schwierig ist es, reine Naturprodukte zu empfehlen. Wenn ich Östradiol und Soja-Rotklee-Präparate einsetze, werde ich wahrscheinlich beim Haarausfall keinen großen Effekt erzielen. Hier haben Mikronährstoffe mehr Erfolg. Ich habe schon Vitamin H und Zink genannt. Ein weiterer Wirkstoff, der beim Haarausfall immer mehr Bedeutung erlangt, ist Molybdän. Molybdän ist ein chemisches Element, das bei vielen Zellen- und Stoffwechselvorgängen, aber auch beim Haarausfall eine Rolle spielt.

Aus der Naturheilkunde wird oft die große Klettenwurzel empfohlen – als Haarwasser angewendet – bis hin zu östrogenhaltigen Zubereitungen wie zum Beispiel Biershampoos. Hier fehlen der wissenschaftliche Zugang und eine Überprüfung, sodass hier mehr der Glaube als die Statistik wirkt. Zusammenfassend ist aber der Haarausfall in der Menopause durchaus therapierbar und kann auf jeden Fall gestoppt werden. In vielen Fällen gelingt es auch, die Haarfülle wiederherzustellen.

Haarwasser Nr. 6

Standardabgabemenge:
100 g (Pipettenflasche, Braunglas)

Zusammensetzung:
17-alpha-Estradiol (17-α-Oestradiolum) 0,010 g
Progesteron (Progesteronum) 2,000 g
Betnovate V Crinale Lösung 30,000 g
Minoxidil (Minoxidilum) 3,000 g
Glycerol 85 % (Glycerolum 85 per centum) 3,000 g
Propylenglycol (Propylenglycolum) 15,000 g
Ethanol 70 % (V/V) (Aethanolum dilutum) 30,000 g
Wasser, gereinigtes (Aqua purificata) ad 100,000 g

Indikation:
Bei starkem Haarausfall als „Universalmittel" einsetzbar, insbesondere wenn die Ursachen nicht klar abgrenzbar sind.

Anwendungshinweise:
Für ein bis zwei Wochen täglich eine halbe Pipette abends sanft in die Kopfhaut einmassieren, danach kann die Anwendung auf zwei- bis dreimal pro Woche reduziert werden.[7]

Haarmaske

Standardabgabemenge:
100 g (Flasche, Braunglas)

Zusammensetzung:
Estradiolbenzoat (Oestradiolum benzoylatum) 0,030 g
Jojobawachs, flüssiges (Oleum Jojoba) ad 100,000 g

Indikation:
Bei Alopezie und trockenem, dünnem Haar (Spliss) kann die Haarstruktur verbessert werden – in der Menopause und anderen Östrogenmangelzuständen.

Anwendungshinweise:
Das Öl nach einer Spülung mit lauwarmem Wasser in Haare und Kopfhaut einmassieren, dann ein lauwarmes Handtuch oder eine Alufolie über das Haar geben und 15–20 Minuten einwirken lassen. Danach lauwarm mit Wasser ausspülen und gegebenenfalls mit einem milden Haarshampoo den Kopf waschen. Im Normalfall Anwendung zwei- bis dreimal wöchentlich.[8]

Verstärkte Körperbehaarung

Je älter der Mensch wird, desto mehr Körperbehaarung ist – vor allem bei Frauen – zu bemerken. Die verstärkte Körperbehaarung ist besonders bei Frauen lästig, denn gerade nach der Menopause passiert es oft, dass Gesichtsbehaarung (Damenbart), die Behaarung rund um die Brustwarzen und generell auf Armen und Beinen zunimmt. Dies kann ein Hinweis auf eine Erhöhung der männlichen Hormone sein, die allerdings im Wechsel nicht sehr häufig ist.

Ein Hormonstatus gibt Auskunft über die hormonelle Situation. Wenn tatsächlich die männlichen Hormone erhöht sind, dann kann mit sogenannten Antiandrogenen eine Verringerung der Körperbehaarung erzielt werden. Diese Antiandrogene, die meist in Tablettenform (Androcur®) eingenommen werden, wirken der Körperbehaarung entgegen, jedoch fallen die Haare bei einer entsprechenden Therapie nicht aus, sondern sie kommen nach Entfernung langsamer und in geringerem Maße nach.

Hormone und Laser

Die moderne Therapie der verstärkten Körperbehaarung (Hirsutismus) beruht auf zwei Säulen: erstens einer Überprüfung der Hormone und gegebenenfalls Senkung der männlichen Hormone und zweitens der Lasertherapie.

Die Lasertherapie als Enthaarungsmethode bei verstärkter Körper- und vor allem Gesichtsbehaarung hat sich in den letzten Jahren durchgesetzt. Wenn die hormonelle Situation ausgeglichen ist, es also keine Erhöhung der männlichen Hormone gibt, dann kann mit einer länger andauernden Wirkung der Lasertherapie gerechnet werden. Ist die hormonelle Situation nicht behandelt, dann sind die Frauen oft enttäuscht, weil die Haare relativ schnell wieder nachwachsen.

Umgekehrt wird oft versprochen, dass Laserbehandlungen „ein Leben lang halten", dass also, wenn einmal die Haare entfernt wurden, keine mehr nachkommen. Dies ist falsch, denn selbst wenn der Laser, der es tatsächlich schafft, auch Haarstammzellen in der Unterhaut zu reduzieren, sehr gut wirkt, wandern neue Stammzellen aus Knochenmark oder Fettgewebe in die Unterhaut ein und bilden neue Haarzellen. Daher kann es auch bei sorgfältigem Lasern zum Beispiel des Gesichtes nach mehreren Monaten wieder zum Sprießen einzelner Haare kommen.

Oft werden andere Therapien als Lasertherapien angeboten – hier ist Vorsicht geboten, denn Fototherapien wie Lichtblitze sind weniger effektiv, weil sie weniger tief in die Haut eindringen. Dadurch kommt es früher wieder zu erneutem Haarwachstum. Es ist unumstritten, dass die Körperbehaarung sowohl beim Mann als auch bei der Frau natürlich ist und dass es daher keine von Natur aus haarlosen Frauen gibt. Die Werbung verspricht komplett haarlose Frauen, ohne dass erwähnt wird, dass sich Models zum Teil zweimal täglich rasieren müssen, wenn sie einen Fototermin haben, damit man keine Haare sieht. Zudem werden die sichtbaren Haare retuschiert.

Das Haarwachstum fördernd, vor allem wenn es um die Körperbehaarung geht, wirkt Nikotin. Das bedeutet, dass Rauchen vor allem das Wachstum der Körperhaare beschleunigen kann. Insofern ist Rauchen auch, was die Körperbehaarung betrifft, negativ zu beurteilen.

Graue Haare

Haare – und hier sind alle Haare gemeint, auch die Körper- und Schambehaarung – ergrauen im Laufe der Jahre. Dieses Ergrauen ist wissenschaftlich zum Teil erforscht und scheint vor allem auf einem Mangel des Vitamins B5 und der Aminosäure Tyrosin zu beruhen.

Es gibt speziell in Asien eigene Präparate, um das Ergrauen der Haare hintanzuhalten. Allerdings ist es auch wichtig, zu wissen, dass eine gesunde, ausgewogene basische Ernährung mit Vitaminen, Nährstoffen und ausreichend ungesättigten Fettsäuren prinzipiell zu keinem Vitaminmangel führt. Speziell B-Vitamine sind gerne in tierischen Produkten wie zum Beispiel Innereien, insbesondere Leber, enthalten, aber durchaus auch in vegetarischen und veganen Produkten. Zu den pflanzlichen Alternativen können Erdnüsse, Vollkornprodukte, aber auch Avocados gezählt werden.

Andere tierische Lebensmittel sind Fisch, vor allem fetter Fisch, und alle Produkte rund um Milch, Butter und Eier.

Ein Eisen- und Zinkmangel, der ebenfalls den Haarausfall fördert, ist ebenso bei grauen Haaren zu beachten. Eisen findet sich vor allem in Fleisch, Hülsenfrüchten, Nüssen, Samen, Kräutern und Haferflocken. Zink ist unter anderem in Fisch, Fleisch, Käse und Eiern, aber auch Vollkornprodukten, Kernen, Samen und Nüssen enthalten. Das Enzym Tyrosinase ist für den Körper wichtig – für die Tyrosinasebildung benötigt der Körper Kupfer. Das Tyrosin brauchen die Haare wiederum, um Melanin* zu produzieren. Wenn zu wenig Melanin produziert wird, dann kommt es zum Farbverlust der Haare und damit zum Ergrauen. Kupfer ist in sehr vielen Nahrungsmitteln enthalten, unter anderem in Grünem Tee, Kaffee, Bananen, Käse wie Emmentaler, Soja und in tierischen Produkten wie Rinderleber und Muscheln wie Austern.

Haut: Plötzlich wie ein Teenager

Neslihan K. ist seit etwas mehr als zwei Jahren meine Patientin, da sie unter relativ ausgeprägten Beschwerden in der Menopause leidet. Zwei Jahre nach der letzten Menstruation tauchen plötzlich massive Hautbeschwerden auf, die ihr sehr unangenehm sind.

„Ich habe plötzlich Akne wie ein Teenager und muss die Pusteln überschminken, wenn ich außer Haus gehe. Vom Gesicht abgesehen ist meine Haut viel trockener als früher, meine Augen brennen und beim Sex und beim Wasserlassen brennt es wie Feuer. Vertrage ich die Medikamente, die ich nehme, nicht mehr?“ Die Patientin klingt regelrecht verzweifelt.

Ich habe sofort den Verdacht, dass der Grund nicht in der Verträglichkeit ihrer Medikamente liegt, sondern dass ein Östrogenmangel schuld ist. Gleichzeitig hat die Patientin aber vor einem erhöhten Brustkrebsrisiko Angst, mit dem sie eine Hormontherapie in Verbindung bringt.

Die Haut unterliegt in den Wechseljahren einer Veränderung, nämlich dem Mangel an Östrogen, der sehr oft zu trockener Haut führt. Östrogen beeinflusst den Flüssigkeitshaushalt der Haut und der Schleimhaut und daher kann es bei einem Abfall des Östrogenspiegels, der in der Menopause völlig natürlich ist, zu trockener Haut kommen.

Meist beginnt das Beschwerdebild der trockenen Haut schleichend und erreicht sein vollständiges Bild erst ein paar Jahre nach Eintreten der Menopause, also der letzten Monatsblutung. Diese trockene Haut kann zu Ekzemen führen, Juckreiz hervorrufen und vor allem auch Infektionen und unreine Haut auslösen. Viele Frauen berichten mir, dass sie davor keine Probleme mit der Haut hatten, doch plötzlich bekommen sie in den Wechseljahren Akne und Hautunreinheiten. Dies hat aber nichts mit den männlichen Hormonen zu tun, sondern hauptsächlich mit dem Abfall des Östrogenspiegels.

Aufgrund der Trockenheit der Haut verliert sie an Dicke und dadurch an einer gewissen Stabilität. Insofern kann es hier zu Infektionen kommen, ebenso zu einer Akne. Besonders im Schleimhaut- und Intimbereich merkt die Frau, dass sich hier die Schleimhäute im Sinne der Trockenheit verändern.

Die Trockenheit der Schleimhäute kann wiederum zu unangenehmen Reizen führen – nach dem Motto „Das fühlt sich an wie ein Kaktus in der Scheide". Dieses „Kaktusgefühl", ein Fremdkörpergefühl, ist natürlich sehr unangenehm. Die trockene Schleimhaut hat außerdem zur Folge, dass die Flüssigkeits- und Feuchtigkeitsbarriere der Haut Mängel aufweist und es auch hier zu Infektionen, Juckreiz und vielem mehr kommen kann.

Das sind klassische Symptome, die mit dem Wechsel assoziiert werden – betroffen sind dabei die Haut, die Schleimhäute, aber auch andere Organe wie die Gelenke – hier wird weniger Gelenksflüssigkeit produziert – und andere Schleimhäute wie die Mundschleimhaut sind beeinträchtigt. Viele Frauen klagen in der Sprechstunde über ein Trockenheitsgefühl im Mund- und Gaumenbereich, das so stark ist, dass es ihre Lebensqualität einschränkt.

Östriol gegen Trockenheit

Hier kann Östrogen lokal eingesetzt werden. Dafür wird ein bestimmtes Östrogen, das Östriol, verwendet. Östriol ist ein Derivat* des Östradiols, also des Östrogens, ist vorwiegend in Schleimhäuten und der Haut aktiv und verbessert den Flüssigkeitshaushalt, während es systemisch kaum wirkt und vor allem mit wenigen Einschränkungen selbst bei Brustkrebspatientinnen für trockene Haut und Schleimhaut eingesetzt werden kann. Denn prinzipiell bindet Östriol nicht an den sogenannten Betarezeptor der Brust, wo auch die Andockstelle des gängigen Östradiols ist. Hier wäre sozusagen die Brücke zu einer Stimulation der Brust im Sinne eines gewissen Krebsrisikos.

Meine Patientin kann ich also bezüglich des Brustkrebsrisikos beruhigen. Das Östriol hilft zuverlässig gegen trockene Haut, erhöht jedoch das Krebsrisiko nicht.

Trockenes Auge

Ein besonderes Symptom der Menopause, die Haut und Schleimhaut betreffend, ist das trockene Auge. Die Trockenheit betrifft hier die Augenschleimhaut und die Augenflüssigkeit. Die Tränenflüssigkeit wird ebenfalls vermindert gebildet und kann dann zur sogenannten Keratokonjunktivitis sicca oder klimakterika* führen. Das ist sehr unangenehm, führt zu roten Augen, Bindehautentzündung, Juckreiz, Brennen und zu Sehstörungen. Daher darf dieses Problem nicht bagatellisiert werden, sondern hier kann systemisch mit östriol- und östradiolhaltigen Augentropfen und -salben leicht Abhilfe geschaffen werden, ohne eine ganzheitliche oder systemische Therapie durchführen zu müssen.[9, 10]

Studien, an denen ich beteiligt war, haben gezeigt, dass der Einsatz von Östriol und Östradiol im Auge nicht nur die Trockenheit verbessert, sondern sogar den Augendruck verringern kann. Daher handelt es sich dabei um eine Vorbeugung des Katarakts, also der Erhöhung des Augendrucks.

Das trockene Auge ist auch bei Frauen bekannt, die die Antibabypille oder Kontaktlinsen verwenden. Auch hier gibt es die Keratokonjunktivitis sicca, die ebenfalls durch ein Östrogendefizit, nämlich ein Defizit an natürlichem Östradiol hervorgerufen wird. Hier kann mit östriol- oder östrogenhaltigen Augentropfen oder -salben ebenfalls Abhilfe geschaffen werden. Denn auch das trockene Auge – genauso wie die trockene Schleimhaut – neigt dann im Weiteren zu unangenehmen Schmerzen und Juckreiz und vor allem zu Infektionen. Infektionen im Auge sind natürlich noch unangenehmer und gefährlicher als überall anders.

Daher sollte man wissen, dass diese Trockenheit der Haut, der Schleimhäute, aber auch der Mundschleimhäute und des Auges eine Folge des Östrogenabfalls in den Wechseljahren sein kann. Natürlich gibt es viele andere Augen- und Schleimhauterkrankungen, die eine Entzündung hervorrufen können. Man kann also nicht alle Schuld der Menopause geben, aber in vielen Fällen ist es tatsächlich der reine Hormonmangel, vor allem an Östrogen, der diese Trockenheit hervorruft.

Ölige Estradiol-Augentropfen 0,25 %

Standardabgabemenge:
10 g (Augentropfenflasche)

Zusammensetzung:
Estradiol-Hemihydrat (Oestradiolum hemihydricum) 0,025 g
Sesamöl, raffiniertes (Oleum Sesami) ad 10,000 g

Indikation:
Konjunktivitis sicca

Anwendungshinweise:
Abends in beide Augen 1–2 Tropfen, am einfachsten auf

das leicht herabgezogene Unterlid. Vorsicht: Kann für 1–2 Stunden den Visus (Sehschärfe) wegen seiner öligen Konsistenz deutlich beeinträchtigen.

Kommentar:
In dieser Rezeptur wird Östradiol in geringer Konzentration (0,0025 %) in eine ölige Rezepturgrundlage unter aseptischen Bedingungen integriert. Der Feuchtigkeitsgrad der Konjunktiven ist steroidabhängig. Das unter dem Östrogenmangel auftretende Sicca-Phänomen kann daher neben dem Genitaltrakt auch die Konjunktiven miteinbeziehen. Ölige, östradiolhaltige Augentropfen werden mit Erfolg zur Therapie der postmenopausalen Konjunktivitis sicca eingesetzt.[11]

Alternative Heilmethoden

Alternativen zu östrogenhaltigen Augentropfen, -cremen und -salben gibt es natürlich. Hier wird von der Dermatologie* oft Cortison verwendet, feuchtigkeitsspendende fettige Cremen, die allerdings nicht die Ursache beheben, sondern eigentlich nur lindernd wirken. Daher ist die lokale Anwendung von östrogenhaltigen Tropfen und Salben gerade bei der Haut äußerst sinnvoll und zu empfehlen, da vor allem bei der Anwendung von Östriol die systemische Wirkung zu vernachlässigen ist.

Mit natürlichen Cremen mit Avocado- oder Kokosöl wird oft geworben. Diese Öle sind sehr wertvoll, keine Frage, und auch zu empfehlen. Sie sind sehr hilfreich, genauso wie cortisonhaltige Cremen bei akuten Entzündungen oft Linderung bringen.

Es dauert einige Monate, bis Neslihan K. ihre Probleme mit trockener Haut loswird. Die Scheidentrockenheit bekommt sie sehr schnell in den Griff, die Akne dauert ein wenig länger. Von der Wirkung der östriolhaltigen Cremen ist sie seither begeistert und empfiehlt sie ihren Freundinnen, die ebenfalls unter trockener Haut aufgrund der Menopause leiden.

Besenreiser

Viele Frauen klagen besonders nach der Menopause über das verstärkte Auftreten von Besenreisern. Besenreiser sind kleine Krampfadern in der Haut, medizinisch bezeichnet man sie als Vasikositas. Besenreiser sind vor allem ein kosmetisches Thema, können aber auch ein Hinweis auf eine Venenerkrankung sein. Daher ist es sinnvoll, einen Arztbesuch zu empfehlen, um die venöse Situation abzuklären, insbesondere wenn es auch zu Varizen (Krampfadern) im Beinbereich kommt. Besenreiser sind vor allem im Gesichtsbereich, speziell auf der und rund um die Nase und an den Wangen, störend, aber auch auf den Unterschenkeln und im Knöchel- und Schenkelbereich kommt es gerne zu diesen Venenveränderungen.

Wie können Besenreiser therapiert werden? Prinzipiell können Besenreiser mithilfe der Sklerotherapie, das ist ein Veröden der Venen mithilfe eines venenverengenden Mittels, das in die kleinen Venen injiziert wird, verödet werden. Daneben gibt es auch noch andere Methoden. Besenreiser können vor allem im Gesicht auch mit dem Laser behandelt werden. Diese Methode hat sich besonders für kleine Besenreiser durchgesetzt, die zum Teil schwierig oder gar nicht durch Injektionen behandelt werden können.

Hormonell gibt es die Möglichkeit, Besenreiser mit Progesteron-Gels oder -cremen zu behandeln. Progesteron-Creme hat eine venenverengende Eigenschaft, sodass es nach ein bis zwei Wochen Behandlung an den betroffenen Stellen durchaus zu einer Verbesserung der Situation kommt, nämlich dass die Besenreiser fast zum Verschwinden gebracht werden können. Ich würde hier ein Magistraliter-Rezept der Progesteron-Creme einsetzen.

Harnblase: Der Kaktus in der Scheide

Ein besonderes Problem in der Menopause, wenn man an Haut und Schleimhäute denkt, ist die Harnblase. Sie ist oft von Infektionen, aber auch Trockenheit der Scheide mitbetroffen. Dementsprechend kann auch die Harnblase von einer Östrogentherapie profitieren. Auffällig wird die Harnblase vor allem durch gehäufte Infektionen, die mit Schmerzen und Pollakisurie – so wird das vermehrte Harnlassen genannt – einhergehen.

Oft werden bei betroffenen Frauen, eigentlich als Folge des klimakterischen Syndroms, kaum Infektionen festgestellt. Sogar in der Bakteriologie, der detaillierten Aufarbeitung der Keimflora, finden sich kaum Keime. Trotz alledem hat die Frau Blasenbeschwerden.

Unter diesem Aspekt werden diese Blasenerscheinungen bei älteren Frauen, also ab der Menopause, als sogenannte komplizierte Blase übertitelt, denn es kommen oft noch andere Faktoren dazu. Besonders wenn die Beckenmuskulatur und auch das Kollagen der Blasenbänder, also der Bänder, die die Blase halten, nachlassen, kommt es zum Absinken der Blase und zu weiterem Harndruck und natürlich zu Restharnbildung, die wiederum Infektionen fördern kann.

Schwierige Therapie

Dazu kommt das Östrogendefizit und dementsprechend sind Frauen, die unter dieser „komplizierten Blase" leiden, besonders schwierig zu therapieren. Zum einen sollten das Kollagen und die Blasenmuskulatur gestärkt werden – das kann durch physikalische Therapie und durch körperliches Training bzw. besonderes Blasentraining erreicht werden. Zum anderen gilt es, das Kollagen zu schützen. Das gelingt vor allem durch Progesteron, das zum Beispiel in Form von Cremen oder Scheidenzäpfchen angewandt werden kann. Zu guter Letzt kommt der Mangel an Östrogen in der Blase selbst zum Tragen, der auch die Schleimhaut verdünnen lässt und den Flüssigkeitshaushalt der Harnblase im Schleimhautniveau stören kann. Hier ist ebenfalls einerseits eine östrogenhaltige Scheidencreme anzuwenden, die auch auf die Blase wirkt, andererseits eine systemische Therapie. Bei besonders hartnäckigen Fällen wurde schon öfter ein sogenannter Rundspülkatheter mit einer östriolhaltigen Flüssigkeit zum Spülen der Blase verwendet, um die akuten Erscheinungen wie Rötungen und deutliche Infektionen der Harnblase zu verringern. Dies ist allerdings nur in sehr schlimmen Fällen notwendig und sollte nur stationär versorgt werden.

Auch hier gibt es verschiedene Umwege, wenn keine Hormone gegeben werden dürfen – zum einen Blasentees, die durchaus eine spülende Wirkung auf die Infektion haben, zum anderen können Antihistaminika verwendet werden, also Medikamente, die eigentlich gegen Allergie wirken, da es häufig im Blasenbereich zu erhöhten Histamin-Ausschüttungen kommt und dies sehr hilfreich sein kann.

Die Desinfektion der Blase ist relativ einfach durch Hausmittel möglich, also nicht nur durch Antibiotika, sondern auch durch alle Schleimhaut desinfizierenden ätherischen Öle, wie man sie zum Beispiel im Bierrettich oder Meerrettich findet. Auch das Ansäuern des Harns mit (Apfel-)Essigwasser ist sicher ein Vorteil, sodass es insgesamt einer relativ ganzheitlichen Therapie bedarf, um diese komplizierte Blase ins Gleichgewicht zu bekommen. Kommt es zu einem deutlichen Absinken der Blase, dann kommt man oft um eine Blasenhebungsoperation nicht herum. Wenn die Gebärmutter, meistens durch Myome, vergrößert ist und auf die Blase drückt, ist auch hier zumindest eine Reduktion der Myome, wenn nicht sogar eine Teilentfernung oder Entfernung der Gebärmutter entscheidend.

Man teilt diese Blasenprobleme auch in Stadien ein, in verschiedene Typen. Die meisten Frauen haben aber eine Mischform und leiden oft unter allen Möglichkeiten ein wenig. In der Summe werden die Beschwerden unter dem Begriff der komplizierten Blase zusammengefasst.

Eines der Vorbeugethemen gegen die Blasensenkung ist zum einen Sport und Muskeltraining im Sinne des Beckenbodentrainings. Zum anderen ist aber auch das Körpergewicht entscheidend. Ist der über der Blase liegende Bauch voll mit Fett und sehr schwer, dann drückt er auf die Blase und dementsprechend ist eine Reduktion des Körpergewichtes bei einer Blasensenkung hilfreich.

Schilddrüse: Wechseljahre oder kranke Schilddrüse?

Durch den Abfall des Östrogens in den Wechseljahren kann es zu Veränderungen der Schilddrüse kommen. Östrogen hat hier einen Einfluss auf die Rezeptoren* der Schilddrüse und bei einer Östrogendominanz, zum Beispiel durch eine Hormontherapie, können sich Störungen der Schilddrüsenfunktion entwickeln. Deswegen ist es sehr wichtig, neben den Geschlechtshormonen Östradiol und Progesteron auch die wesentlichen Schilddrüsenhormone im Blut zu bestimmen. Das ist zuallererst TSH*. Ist das TSH erhöht, also über einem Wert von 2,5, dann sprechen wir von einer beginnenden Unterfunktion der Schilddrüse, einer Hypothyreose.

Schilddrüsenunterfunktion

Diese Hypothyreose ist sehr häufig und besonders in den Wechseljahren anzutreffen. Die zentralen Symptome der Schilddrüsenunterfunktion sind klinisch relativ leicht zu erkennen. Es kommt zu einer deutlichen Gewichtszunahme, obwohl die Frauen angeben, nicht mehr als früher zu essen, außerdem zu Müdigkeitserscheinungen und in weiterer Folge kann es auch zu einem besonderen Haarausfall kommen. Der Haarausfall, der primär das Kopfhaar betrifft, ist diffus, das heißt, er betrifft alle Haare, im Unterschied zur männlichen Glatzenbildung, dem androgenen Haarausfall, der hauptsächlich die klassischen Geheimratsecken beziehungsweise die Tonsur, also den oberen Teil des Kopfes, betrifft. Kommt es zu relativ starkem Haarausfall unter einer Schilddrüsenunterfunktion, sind neben dem Kopfhaar auch die Augenbrauen betroffen. Die äußeren Teile der Augenbrauen fallen ebenfalls aus und auch die Geschlechtsbehaarung wird deutlich weniger.

Dies ist durch eine einfache Blutabnahme mit dem erwähnten TSH-Wert leicht zu erkennen. Weitere wichtige Schilddrüsenwerte sind das freie T_3 und das freie T_4*, die eigentlich wirksamen Schilddrüsenhormone im Blut, die ebenfalls im Normbereich liegen sollten. Oft wird beklagt, dass es durch Hormoneinnahmen zu Gewichtszunahmen kommt. Dies kann tatsächlich auch durch eine Verminderung des Wirkens der Schilddrüsenhormone gegeben sein.

Morbus Hashimoto

Eine Sonderform der krankhaften Schilddrüsenunterfunktion stellt der sogenannte Morbus Hashimoto dar. Dabei handelt es sich um eine Autoimmunerkrankung*, die tatsächlich hauptsächlich Frauen betrifft, also eine geschlechtsspezifische Erkrankung. Morbus Hashimoto bildet Autoantikörper, sprich Antikörper gegen die eigene Schilddrüse. Zur Erfassung dieses Krankheitsbildes werden neben TSH, freiem T_3 und T_4 auch die Schilddrüsen-Autoantikörper bestimmt. Sind die Schilddrüsen-Autoantikörper erhöht, dann kann die Diagnose Morbus Hashimoto gestellt werden.

Da es sich letzten Endes um eine Entzündung der Schilddrüse handelt, die durch diese Autoantikörper ausgelöst wird, ist die Entzündung im Ultraschall der Schilddrüse sichtbar. Hier handelt es sich um eine Funktionsstörung der Schilddrüse im Sinne einer Unterfunktion, wobei Morbus Hashimoto auch mit einer Überfunktion beginnen kann, aber letzten Endes durch die Zerstörung der Schilddrüsenzellen in einer Unterfunktion endet. Diese Unterfunktion ist im Ultraschall sichtbar und kann diagnostiziert werden.

Struma

Die Unterfunktion der Schilddrüse wird oft mit der Struma verwechselt, einer Vergrößerung der Schilddrüse, die zumeist auch auf einen Jodmangel schließen lässt. Nun ist natürlich die Struma sehr oft mit einer Unterfunktion der Schilddrüse gekoppelt, manchmal aber auch nicht. Die Struma kann man ebenfalls im Ultraschall messen und bestimmen. Die Vergrößerung der Schilddrüse kann sogar Schluckbeschwerden und in extremen Fällen Atembeschwerden hervorrufen. Eine Struma, eine deutlich vergrößerte Schilddrüse, wird vom Chirurgen versorgt, muss also operiert werden, wenn sie eine gewisse Größe hat.

Heiße Knoten

Es gibt bei der Schilddrüse die berühmten heißen und kalten Knoten. Der heiße Knoten, das sogenannte Adenom, kann auch gerne in der Menopause auftreten, bildet selbstständig Schilddrüsenhormone und kann damit kurzfristig zu einer Überfunktion der Schilddrüse führen. Die Überfunktion der Schilddrüse beginnt durch Schweißausbrüche, Nervosität und vor allem Gewichtsverlust und innere Unruhe – Symptome, die auch in der Menopause durch den Hormonabfall auftreten können. Dementsprechend ist hier zu unterscheiden, ob es sich um eine menopausale Störung handelt oder vielleicht eine Störung der Schilddrüsenfunktion. Daher ist es besonders wichtig, sowohl die Geschlechtshormone als auch die Schilddrüsenhormone im Blut zu bestimmen.

Unterfunktion und Übergewicht

Die Überfunktion ist deutlich seltener anzutreffen als die Unterfunktion. Die Unterfunktion der Schilddrüse kann wie gesagt das Übergewicht fördern und auslösen. Zum anderen kann es aber auch sein, dass es durch Übergewicht zu einer kompensatorischen leichten Unterfunktion der Schilddrüse kommt. Das bedeutet, nicht immer ist die Schilddrüse schuld an der Unterfunktion, sondern manchmal ist es tatsächlich das Essverhalten, das über das Übergewicht zu einer zumindest leichten Schilddrüsenunterfunktion führen kann.

Die Schilddrüsenunterfunktion kann mit einem Schilddrüsenhormon relativ leicht behandelt werden, das täglich nüchtern morgens eingenommen wird. Die Dosierung wird an TSH, T_3 und T_4 im Blutspiegel, aber auch an die Symptome der Frau angepasst. Klagt sie zum Beispiel über weitere Müdigkeit, wird die Dosis erhöht. Ist sie unruhig und nervös, wird die Dosis reduziert und eine individuelle Dosis gefunden, die letzten Endes zum Therapieerfolg führt.

Die häufig gestellte Frage „Wie oft und wie lange muss ich denn so ein Schilddrüsenhormon einnehmen?" wird von mir immer sehr vorsichtig beantwortet. Letzten Endes wird die Schilddrüsenfunktion im Laufe der Jahre eher schlechter denn besser. Dementsprechend müssen Schilddrüsenhormone, in den meisten Fällen ist es ein T_4-Präparat, lebenslang eingenommen werden, um die unangenehmen Nebenwirkungen wie Gewichtszunahme oder Müdigkeit hintanzustellen.

Jodmangel

Bei einer nur leichten Unterfunktion mit einem TSH-Wert bis 5, maximal 6, kann mit einer Gabe von Jodid begonnen werden. Über mehrere Monate wird Jodid eingenommen, um die Bildung der Schilddrüsenhormone anzuregen. Oft führt der bekannte Jod*- oder eigentlich Jodidmangel zu dieser Schilddrüsenunterfunktion und eventuell zur Vergrößerung, also der Strumabildung. Daher ist ausreichend Jodid im Speisesalz am einfachsten einzunehmen und eine wichtige Voraussetzung für eine gesunde Schilddrüse. Allerdings sollte die Jodierung auch nicht übertrieben und nicht extra Jodid über längere Zeit eingenommen werden, da sich in Studien gezeigt hat, dass es bei zu starker Jodierung zu einer erhöhten Häufigkeit von Schilddrüsenkrebs kommen kann.

Kalte Knoten

Der kalte Knoten kann neben einer einfachen Zyste und anderen eher harmlosen Erkrankungen leider auch ein Schilddrüsenkarzinom sein. Daher ist in vielen Fällen eine Biopsie des Knotens und ein Entfernen in Form einer Operation anzuraten, um ein Schilddrüsenkarzinom frühzeitig zu erkennen beziehungsweise, wenn es keines ist, auszuschließen.

Unterstützende Mittel

Bei der Autoimmunerkrankung Morbus Hashimoto, die immer in einer Unterfunktion der Schilddrüse endet, haben sich mehrere Stoffe als hilfreich erwiesen. Für Jodid fehlen noch finale Studien, aber man weiß, dass Selen diese Autoimmunreaktionen durchaus lindern kann, und daher ist eine Einnahme von Selen bei Morbus Hashimoto zu empfehlen. Um die Immunreaktionen vor allem in der Menopause weiter zu beruhigen, hat sich bei vielen Autoimmunerkrankungen eine Substitution mit DHEA in einer Dosis von 25 mg ebenfalls als hilfreich erwiesen. Dieses männliche Hormon verändert die Immunabwehr und verhindert sozusagen die Autoimmunabwehr, also die Aggression der Antikörper gegen eigene Organe. Aus diesem Grund ist DHEA hier sehr hilfreich.

Gerade bei Morbus Hashimoto, bei dem immer eine Entzündung eine große Rolle spielt, ist eine antientzündliche Therapie zum Beispiel mit ungesättigten Fettsäuren, wenig Zucker, wenigen kurzen Kohlenhydraten, ungesättigten Fettsäuren wie in Fisch, aber auch Olivenöl und vielen anderen Omega-3-Ölen sehr wichtig und kann ebenfalls die Entzündung verringern.

Die Schilddrüse ist also ein sehr zentrales Organ der Menopause und sollte auf jeden Fall um das 50. Lebensjahr genau untersucht werden, um eine Dysfunktion, also eine Unterfunktion, aber auch Überfunktion auszuschließen, insbesondere, wenn die Frau Beschwerden wie Haarausfall oder Gewichtszunahme äußert. Hier ist außerdem eine Differenzierung zu den klassischen Wechselsymptomen, die ebenfalls der Schilddrüsenunterfunktion sehr ähneln können, wichtig.

Schlaf: Wenn ich nur schlafen könnte!

Meiner Patientin Christine V. kann ich ansehen, dass sie leidet, als sie in meine Sprechstunde kommt. Sie hat dunkle Ringe unter den Augen und eine sehr ernste Miene.

„Wie geht es Ihnen?", frage ich sie.

„Nun ja, es ging mir schon einmal besser", antwortet sie. „Ich kann nicht schlafen. Ich habe mir einige Einschlafrituale zurechtgelegt und halte mich strikt daran, ich schlafe auch ganz gut ein. Aber nach spätestens zwei Stunden bin ich wieder wach und kann nicht mehr einschlafen – egal, was ich tue."

„Oje, das ist schnell sehr belastend. Wir werden versuchen herauszufinden, ob der Wechsel daran schuld ist. Wenn das so ist, dann haben wir Möglichkeiten, dagegen anzukämpfen", beruhige ich meine Patientin.

Prinzipiell muss unterschieden werden, ob Schlafprobleme in der Perimenopause, Menopause oder Postmenopause auftreten und vor allem wie sie auftreten, denn wir unterscheiden grob zwischen Einschlaf- und Durchschlafstörungen. Einschlafstörungen können viele Ursachen wie zum Beispiel Herz-Kreislauf-Störungen, Atemwegserkrankungen, einfache Magen-Darm-Erkrankungen wie Sodbrennen, aber auch Schilddrüsenerkrankungen haben. Auch der Harndrang ist oft ein Thema im Wechsel und kann vor allem zu Durchschlafstörungen führen. Neurologische Erkrankungen wie Multiple Sklerose oder Morbus Parkinson beginnen oft mit einer Einschlaf- und Durchschlafstörung. Natürlich können sie auch auftreten, wenn man sehr erschöpft ist, denn ein Erschöpfungszustand kann eine Schlafstörung auslösen. Zu guter Letzt sind Schlafstörungen manchmal Zeichen einer beginnenden Depression.

Bei Christine V. ist klar, dass andere Ursachen nicht infrage kommen – sie hat bereits mehrere Untersuchungen bei ihrer Internistin durchführen lassen. Ihr Hormonstatus spricht nun jedoch eine eindeutige Sprache: Neben Hitzewallungen und Schweißausbrüchen äußert sich ihr Wechsel nun zusätzlich in Form von ausgeprägten Schlafstörungen.

Schlafprobleme in der Perimenopause

Wenn Schlafstörungen in der Perimenopause auftreten, also ab dem 40. bis 45. Lebensjahr, dann ist hier das Progesteron hauptverantwortlich, das meistens abfällt und als quasi „inneres Schlafhormon“ der Frau wirkt. Wenn es fehlt, dann kommt es zu Einschlaf-, aber auch zu Durchschlafstörungen. Auffällig ist in der Perimenopause, dass es speziell kurz vor der Menstruationsblutung abfällt und daher vor der beginnenden Monatsblutung am meisten unter Schlafstörungen gelitten wird. Medizinisch ist ein Schlafdruck gegeben, wenn man für rund vier Wochen keinen Schlaf findet, beziehungsweise dreimal in der Woche schlechter bis gar nicht schläft, das heißt ab einem Monat mit Schlafproblemen sollte mit dem Arzt oder der Ärztin darüber gesprochen werden.

Schlafstörungen in der Perimenopause sind, wenn klar ist, dass diese Störung zyklusabhängig ist und stets vor der zu erwartenden Regelblutung auftritt, therapierbar und können sogar sehr gut behandelt werden. Das Progesteron wird bestimmt und mit einer Therapie mit bioidentem Progesteron, sei es als Kapsel oder als Creme, kann begonnen werden.

Schlafstörungen in der Menopause

In der Menopause spielen beide Hormone bei Schlafstörungen eine Rolle. Das Progesteron, das schon in der Perimenopause etwas verringert ist, aber auch das Östrogen erleben eine Talfahrt. Auch das Östrogen hat direkte und indirekte Einflüsse auf unseren Schlaf. Es wirkt direkt positiv auf unser Schlafverhalten und indirekt, da es bei nächtlichen Hitzewallungen und Schweißausbrüchen selbstverständlich ebenfalls zu Durchschlafstörungen kommt. Betroffene Frauen berichten über ihre Erfahrungen: „Ich wache schweißüberströmt auf" oder „Ich habe Herzrasen in der Nacht und kann weder einschlafen noch durchschlafen". Interessant ist, dass in vielen nicht frauenheilkundlichen Fachrichtungen dieses Phänomen kaum bekannt ist. Oft werden Frauen in internistischen Ordinationen durchuntersucht, müssen 24-Stunden-EKGs über sich ergehen lassen und werden letzten Endes mit unbekannter Ursache mit einem klassischen Schlafmittel, zumeist Trittico®, eingestellt. Das ist leider ein Manko. Eine bioidentische Hormontherapie mit Östradiol und Progesteron kann in der Menopause gerade, was den Schlaf angeht, Wunder wirken, wobei Progesteron quasi als Schlafhormon gilt und das Östrogen, abends eingenommen, die nächtlichen Schweißausbrüche und Wallungen lindern und für einen besseren Schlaf sorgen kann.

Christine V. bestätigt meinen Verdacht, dass in der internistischen Ordination niemand auf die Idee kam, dass es sich um Wechselbeschwerden handeln könnte. Sie wurde mit einem starken Schlafmittel nach Hause geschickt, fühlt sich damit aber nicht wohl und kam daher zu mir.

„Es muss doch einen Grund für Schlafprobleme geben. Wenn ich den nie behebe, nehme ich dann für immer starke Medikamente ein?", fragt sie.

„Nein, das ist nicht nötig. Laut Ihrem Hormonstatus sind Ihre Östrogen- und Progesteronspiegel sehr tief. Da Sie auch sonst unter Wechselbeschwerden leiden, ist das wenig verwunderlich. Mit bioidenten Hormonen wird sich der Schlaf bessern“, bin ich überzeugt. Beim Kontrolltermin nach zwei Monaten bedankte sich die Patientin: Sie kann endlich wieder schlafen.

Schlafprobleme in der Postmenopause

In der Postmenopause wird die Hauptwirkung in den meisten Fällen durch einen Mangel an Östrogen ausgelöst. Dabei kommt es immer wieder zu Episoden* – vor allem im Hochsommer, wenn es sehr heiß ist, können nächtliche Schweißausbrüche den Schlaf stark stören.

Interessant für mich ist, dass oft von Kolleginnen und Kollegen in erster Instanz sehr viele klassische Schlafmittel verwendet werden, die letzten Endes direkt, aber auch indirekt eine gewisse Abhängigkeit hervorrufen und zumeist nur in einer höheren Dosierung wirksam sind. Wenn ich Patientinnen Hormone, und zwar vor allem bioidente Hormone, anbiete, werden diese hingegen hinterfragt. Ich denke, dass kein Medikament nebenwirkungsfrei ist, und dementsprechend sollte sowohl in die eine als auch in die andere Richtung mehr hinterfragt werden.

Zusätzliche schlaffördernde Maßnahmen

Natürlich geht es hier ebenfalls um Lifestyle und Ernährung. Gewisse Voraussetzungen wie kein schweres Abendessen und Sport schon am Nachmittag statt direkt vor dem Einschlafen, ein normales Körpergewicht und ganz allgemein gesunder Lebensstil sind für den Schlaf förderlich. Aus der Traditionellen Europäischen Medizin kennen wir als Alternative vor allem Baldrian. Baldrian ist fast ein natürliches Valium, ist ihm sehr ähnlich und wird oft unterschätzt. Melisse, Passionsblume und Johanniskraut sind ebenfalls Helfer des Schlafs und vor allem auch das Lavendelöl, wie überhaupt Lavendel eine besonders schlaffördernde Wirkung hat. Natürlich können auch hormonstimulierende Kräuter bzw. Pflanzen verwendet werden, wie die Traubensilberkerze, Mönchspfeffer, Yamswurzel und viele andere.

Bei Schlafstörungen hat Melatonin auf die Psyche einen guten Einfluss, nicht nur weil es den Schlaf fördert, sondern sogar das Herz schützt, denn es ist auch ein Radikalfänger. Melatonin kann neben Östrogen und Progesteron nicht zuletzt durch konstanten Schlaf mithelfen und sich positiv auf die Psyche auswirken. Melatonin ist in der Dosierung 3 mg zu empfehlen (nicht handelsüblich). Leider scheint es als Durchschlafhilfe eher weniger gut zu wirken. Hier wird 5-HTP, 5-Hydroxytryptamin, als Serotonin-Vorstufe oft verwendet. Auch hier ist die Wirkung sehr individuell. Melatonin ist ein sehr natürliches, gutes und gesundes Einschlafmittel.

Alkohol als Einschlafhilfe ist mehr ein Mythos denn der Realität entsprechend. Alkohol kann prinzipiell beim Einschlafen helfen, daher wird oft ein Glas Wein oder Bier empfohlen, allerdings scheint – und das dürfte wissenschaftlich erwiesen sein – die Schlafqualität unter Alkoholeinfluss zu leiden. Dementsprechend ist man nach Alkoholgenuss unter Umständen zwar eingeschlafen, aber am nächsten Tag nicht gut erholt.

Im Hinblick auf guten Schlaf sind auch die Fehlprogrammierungen zu nennen. Der Mensch ist in seinen Gewohnheiten gut trainierbar. Oft wird an Wochentagen ein regelmäßiges Schlafmuster eingehalten, aber am Wochenende geht man später schlafen, schläft in der Früh länger und wundert sich dann, dass am Montag dieses Muster bereits vom Körper übernommen wurde und man viel schlechter aufsteht. Hier ist die wichtigste Maßnahme, ein Schlafmuster, das man gewohnt ist, auch am Wochenende möglichst einzuhalten. Wichtig sind zudem frische Luft und Sauerstoff im Schlafzimmer. Speziell, wenn man unter Hitzewallungen und Schweißausbrüchen leidet, ist die Temperatur entscheidend. Hier empfehlen sich 18 Grad oder vielleicht sogar weniger als ausreichend. Lichtquellen und elektronische Quellen stören den Schlaf ebenso. Hier, denke ich, ist die Gewohnheit zu beachten. Wer an etwas Licht oder Lärm gewohnt ist, für den wird es nicht unbedingt

Erfolg bringen, quasi völlig im Dunkeln oder ganz leise einzuschlafen. Im Gegenteil, eine Störung des eigentlich gewohnten Schlafumfelds, das verändert wird, kann den Schlaf wiederum stören.

Selbstverständlich können Herzrasen, Hitzewallungen und Schweißausbrüche auch andere Ursachen haben, daher möchte ich an dieser Stelle betonen, dass eine Grunduntersuchung, eine Basisuntersuchung mit Laborwerten und EKG bei beginnenden Schlafstörungen durchaus zu empfehlen ist. Andere Ursachen bis hin zu Krebserkrankungen können beim ersten Auftreten ebenfalls Schlafstörungen auslösen. Vor allem bei Bluterkrankungen ist eine Basisuntersuchung anzuraten. Dennoch sollten wir uns bewusst sein, dass menopausale Beschwerden im Vordergrund stehen können.

Oft kommt aber in der Menopause auch eine leichte depressive Verstimmung dazu, daher ist der Rat einer Psychologin oder eines Psychologen bzw. einer Psychiaterin oder eines Psychiaters ebenso wichtig, denn wenn man nächtelang nicht schlafen kann, schlägt sich das auf die Lebensqualität nieder. Psychische Ursachen sollten daher erforscht beziehungsweise ausgeschlossen werden können.

Melatonin-Kapseln 3 mg

Standardabgabemenge:
30 Stück (Salbentiegel)

Zusammensetzung:
Melatonin (Melatoninum) 0,003 g
Lactose-Monohydrat (Lactosum monohydricum) q.s.

Indikation:
Einschlafstörung, Jetlag

Anwendungshinweise:
vor dem Zubettgehen 1 x 1

Kommentar:
Als Kapselfüllstoff kann als Alternative zu Lactose-Monohydrat auch Maltodextrin, Mannitol mit 0,5 % hochdispersem Siliciumdioxid oder Microkristalline Cellulose mit 0,1–0,5 % hochdispersem Siliciumdioxid verwendet werden.
Mit Circadin® steht in Österreich auch eine zugelassene Arzneispezialität mit 2 mg Melatonin in Form einer Retardtablette (gibt die Wirkstoffe langsam ab) zur Verfügung. Überdies gibt es zahlreiche Nahrungsergänzungsmittel mit Dosierungen im Bereich von 1–5 mg Melatonin. 3 mg ist die Standarddosierung und kann zwischen 1–5 mg variiert werden.[12]

Sexualität: Libido forever

Die Sexualität in den Wechseljahren ist nicht immer unproblematisch. Die eigentlichen Probleme beginnen oft schon beim reduzierten Verlangen und enden gerne in massiven Partnerproblemen.

So kommt Silvia H. (57 Jahre) völlig niedergeschlagen zu mir in die Ordination: „Herr Doktor, seit einigen Jahren will ich von Sex nichts mehr wissen, obwohl mein Mann an mir starkes Interesse hat! Können Sie mir mit Hormonen helfen?“, bittet sie.

Diesen Satz habe ich schon oft gehört und es ist als Arzt keine leichte Aufgabe, darauf zu antworten, da es tatsächlich keine standardisierte Hormontherapie für abhanden gekommene Libido gibt. Viele glauben, dass Testosteron hier eine Wunderwaffe sei, doch hilft es nur bei gezieltem Einsatz und geschätzt einem Drittel der Frauen. Doch zurück zu Frau Silvia H.

„Zuerst werden wir eine Blutabnahme zur Bestimmung des Hormonstatus durchführen – in einer Woche sehen wir uns wieder und dann werden wir eine Therapie finden“, versichere ich der verzweifelten Frau.

Nach einer Woche kommt Frau Silvia zur Befundbesprechung: „Bitte helfen Sie mir!“ ist ihr erster Satz und erst dann folgt die Frage: „Was sagen die Hormonwerte?“

Der Hormonstatus zeigt neben den altersentsprechenden niedrigen Hormonwerten von Östrogen und Progesteron auch einen deutlichen Abfall der männlichen Hormone, also die weibliche Andropause.

Eine Hormontherapie mit Östrogen lehnt die Patientin ab. Daher einigen wir uns auf eine Lokaltherapie mit einer Testosteron-Salbe, die abends angewendet wird. Eine Wirkung sollte nach etwa einer Woche merkbar sein, sodass ich die Patientin in zwei Wochen wiederbestelle.

„Herr Doktor, es hat funktioniert, doch leider brennt es ständig vor und nach dem Verkehr“, ist Frau Silvias Anliegen bei unserem nächsten Termin.

„Wie stehen Sie zu einer lokalen Therapie nicht nur mit Testosteron, das am äußeren Genitale angewendet wird, sondern auch zu einer Östriolcreme, die man vaginal aufträgt?“, frage ich sie.

„Wirkt das auch an der Brust?“, kommt sofort die Gegenfrage.

„Nein, Östriol wirkt vorwiegend auf Schleimhäute und wirkt gegen deren Austrocknung“, erkläre ich.

Zwei weitere Wochen später ist die Patientin mit ihrem Sexualleben zufrieden.

Lokaltherapie

Eine Hormontherapie muss nicht immer systemisch sein, um Erfolg zu haben, auch eine Lokaltherapie, also eine örtliche Therapie, die nicht den gesamten Körper behandelt, ist oft sinnvoll. Wichtig ist, zwischen Libido und Dyspareunie zu unterscheiden.

Der Abfall der Libido bedeutet, keine Lust auf Sex zu haben, während die Dyspareunie am einfachsten mit Schmerzen beim Verkehr zu übersetzen ist.

Gibt es beim Verkehr mit dem Partner jedoch Schmerzen, kann dies in weiterer Folge auch einen Libidoabfall bedeuten, denn wer hat schon Lust auf Schmerzen?

Aus diesem Grund ist die Behandlung der trockenen Scheide ein wichtiger Punkt bei der Hormontherapie der Menopause. Umgekehrt ist es aber auch so, dass bei einer systemischen Therapie wie zum Beispiel mit Östrogen- oder Progesteron-Tabletten auch die trockene Scheide mitbehandelt wird.

Zusammenfassend ist für Frauen, die unter einer mangelhaften Libido leiden, wichtig zu wissen, dass für ihre Sexualprobleme sowohl lokale als auch systemische Therapien infrage kommen. Bei Libidoverlust wird zunächst der Hormonstatus erhoben. Schon vor dem 60. Lebensjahr kann die weibliche Andropause beginnen. Eine trockene Scheide als häufiges Beschwerdebild führt über Dyspareunie auch zum Libidoverlust. Als Dyspareunie bezeichnen Fachärztinnen und Fachärzte Schmerzen während der versuchten oder vollzogenen vaginalen Penetration, also beim Geschlechtsverkehr.

Körpergewicht: Den Wechselbeschwerden davonlaufen

Gerti S. (53 Jahre) kommt in Begleitung ihrer gesamten Familie in meine Ordination. Ihr Mann, aber auch die (erwachsenen) Kinder machen einen verzweifelten Eindruck und auch ihr ist ein Leidensdruck ins Gesicht geschrieben.

„Meine Frau leidet fürchterlich unter ihren Beschwerden und lässt uns alle daran teilhaben", so Gertis Mann.

Ich fragte nach den Beschwerden. Neben Hitzewallungen und Schweißausbrüchen werden auch psychische Veränderungen genannt: „Sie ist sehr aufbrausend und dann wieder wie eine Mimose."

Aufgrund des mitgebrachten Hormonbefundes ist die Diagnose „schweres klimakterisches Syndrom" zusammen mit den Beschwerden, also dem klinischen Zustandsbild, eindeutig.

„Wie stehen Sie zu einer Hormontherapie mit bioidenten Hormonen?", ist meine nächste Frage an die Patientin.

„Prinzipiell möchte ich keine Medikamente nehmen!", bricht es aus Gerti S. heraus. Dies ist klar und eindeutig. Dieser Satz ist für die anwesenden Angehörigen unverständlich. Sie wollten Gerti S. zu einer Hormontherapie drängen, sehen nun jedoch ein, dass dies aufgrund ihrer Ablehnung keine Option darstellt.

„Bei so starken Beschwerden ist eine Hormontherapie dringend anzuraten, doch wenn Sie keine möchten, kann ich Ihnen alternativ nur folgenden Ratschlag geben: Optimieren Sie Ihre Ernährung und damit Ihr Übergewicht. Hilfreich ist vor allem sportliche Betätigung. So können Sie Ihren Beschwerden quasi davonlaufen!", rate ich der verzweifelten Frau.

Mit diesen Worten verlässt die Familie meine Ordination; ein Kontrolltermin wird in drei Monaten vereinbart.

Tatsächlich kommt Gerti S. – diesmal nur mit ihrem Mann – nach drei Monaten zur Kontrolluntersuchung.

„Wie geht es Ihnen? Was machen die Hitzewallungen?", frage ich sie.

„Herr Doktor, mir geht es bestens!", strahlt Gerti S. Bestätigend nickt ihr Mann.

„Machen Sie viel Sport?", ist meine Frage, denn die Figur von Gerti S. hatte sich deutlich verändert. „Ja. Ich radle täglich bis zu hundert Kilometer – meine Beschwerden sind fast weg", sagt sie stolz. „Ich freue mich, wenn es Ihnen besser geht – aber bitte nicht übertreiben!", bitte ich sie. Darauf antwortet Herr S. lächelnd: „Seit sie so viel radelt, ist auch ihre Psyche wieder in Ordnung!"

Gerti S. sagt ergänzend: „Ich schlafe auch viel besser – es ist ein wahres Wunder. Herzlichen Dank für Ihren Rat!"

Den inneren Schweinehund bekämpfen

Dieser Fall war natürlich extrem und hat Seltenheitswert – leider. Natürlich kann man durch viel Sport den Wechselbeschwerden davonlaufen, allerdings ist der Zeitaufwand in diesem Fall ein sehr hoher und lässt sich im Normalfall nur schlecht mit dem Arbeitsalltag verbinden.

Intensive sportliche Aktivität ist vor allem durch regelmäßiges Training zu erreichen, zumindest dreimal pro Woche. Wenn dies in den Terminkalender eingebaut ist, kann es auch längerfristig zum Erfolg führen, denn zumeist ist die Begeisterung zu Beginn des Trainings sehr hoch, flacht dann aber naturgemäß bald ab.

In meiner Ordination ist zum Beispiel ein großer Anteil an übergewichtigen Patientinnen Mitglieder in einem Fitnesscenter. Die Motivation ist in vielen Fällen nach ein paar Monaten Mitgliedschaft stark gesunken, sodass nur mehr der Beitrag bezahlt, aber das Center nicht oder nur sehr sporadisch besucht wird.

Ich empfehle daher immer, sich einen interessanten Sport zu suchen, der aber auch körperlich fordernd ist, zum Beispiel Wandern oder Schwimmen, und auch mehrere Sportarten zu kombinieren wie Yoga und Laufen. Insbesondere in Österreich sind viele Sportarten wetterabhängig, daher ist eine Kombination von Indoor- und Outdoor-Sportarten anzuraten.

Auch wenn die Beschwerden durch körperliche Aktivität nicht ganz verschwinden, gewinnt in jedem Fall die Lebensqualität deutlich.

Gerade bei sportlicher Aktivität ist neben einer gesunden Ernährung vor allem eine Optimierung des Körpergewichtes wichtig, auch sollten bei Gewichtsproblemen Sportarten gewählt werden, die vor allem aufgrund erhöhten Körpergewichtes kein erhöhtes Verletzungsrisiko bedeuten: So sind Schwimmen oder Yoga, aber auch Radfahren deutlich besser geeignet als zum Beispiel Joggen, da es hier schnell zu Knöchel- und Knieverletzungen kommen kann.

Leichtes Gewichtstraining – es muss nicht in einem Fitnessstudio sein – ist besonders bei Frauen in der Menopause zu empfehlen: Es stärkt nicht nur die Muskulatur, sondern auch die Knochen und ist damit eine gute Vorbeugung gegen Osteoporose.

Zusammenfassend ist für Frauen im Wechsel das Bewusstsein wichtig, dass sich Wechselbeschwerden durch Sport verbessern lassen. Nicht zu viel und nicht zu wenig Sport hilft, am Ball zu bleiben. Leichtes Gewichtstraining ist ebenfalls eine gute Vorbeugung gegen Osteoporose. In jedem Fall gewinnt frau an Lebensqualität, wenn Sport zu einem selbstverständlichen Teil ihres Alltags wird.

Kinderwunsch: Früher Wechsel durch Chemotherapie

Eine junge Frau (29 Jahre) sucht mich wegen starker klimakterischer Beschwerden auf. Sie klagt über innere Unruhe, Herzrasen, Hitzewallungen und Schweißausbrüche sowie Schlafprobleme und Kopfschmerzen. Mit einem Wort: das Vollbild der Menopause. Die Ursache ist Blutkrebs, der vor bald zehn Jahren mit einer Chemo- und Bestrahlungstherapie erfolgreich behandelt wurde. Doch seither leidet die Frau unter ihren Beschwerden und einer deutlichen Einschränkung ihrer Lebensqualität. Durch die Therapie werden die Eierstöcke stark in Mitleidenschaft gezogen und arbeiten meist nach der Behandlung nur sehr eingeschränkt oder gar nicht. Daher werden auch nur geringe Mengen an Geschlechtshormonen produziert. Die Nebenniere, aber auch das Fettgewebe können die Eierstöcke in ihrer Hormonproduktion nicht wirklich ersetzen. In einigen Fällen können sich die Eierstöcke nach einer Chemotherapie bzw. Bestrahlung wieder erholen – vorausgesetzt sie wurden durch Abdeckung oder Antihormone geschützt.

Aus heutiger Sicht ist dieser vorzeitige Ausfall der Eierstöcke fast gelöst: Zum einen können die Hormone bis zum 50. Lebensjahr durch eine Hormontherapie ersetzt werden, zum anderen kann auch die Fruchtbarkeit erhalten werden. Wenn möglich, wird vor dem Beginn einer Chemotherapie bzw. Bestrahlung eine Stimulation der Eierstöcke mit anschließender Eizellgewinnung durchgeführt. Ist dies nicht möglich, kann später, wenn Kinderwunsch besteht, eine Eizellspende zu einer Schwangerschaft bei gleichzeitiger Hormontherapie führen.

Beim sogenannten Ovarian Tissue Banking (= OTB) wird vor Therapiebeginn ein Stück eines Eierstockes mittels Bauchspiegelung gewonnen und eingefroren. Nach erfolgreicher Therapie kann dieses Stück am ursprünglichen Ort im Bauchraum oder an anderer geeigneter Körperstelle wieder eingesetzt werden. Dies dient dem Erhalt der Hormonproduktion und der Fruchtbarkeit. Mit dieser Methode sind in Europa bereits einige Schwangerschaften erfolgreich beendet worden.

Ein kurzer Hinweis zum „Social Freezing“: Das Einfrieren von Eierstockgewebe in der Jugend und spätere Einsetzen in der Menopause als „Jungbrunnen“ ist in Österreich nicht erlaubt.

Kinderwunsch und Menopause

„Kann ich mit 50 noch schwanger werden? Ist das gefährlich?“ Mit diesem Anliegen kommt eine Patientin in meine Sprechstunde. Sie sieht deutlich jünger aus als 50, ist jugendlich-modisch gekleidet und macht einen recht lebenslustigen Eindruck.

Jahrelang kamen Kinder nicht in ihrem Lebensplan vor, erzählt sie. Nun hat sie seit einigen Jahren einen neuen, etwas jüngeren Partner und plötzlich ist der Kinderwunsch da. Zu spät?

Die Chancen einer Schwangerschaft sinken mit dem Lebensalter und ab 50 ist eine Schwangerschaft selten, aber möglich. Die Hormonanalyse im Blut kann hier einigermaßen Gewissheit bringen: FSH über 13 und Östradiol unter 40 sind die biologische Laborgrenze, das AMH (=Anti-Müller-Hormon)* unter 1,0 ebenfalls. Trotzdem ist der Hormonstatus eine Momentaufnahme und kann sich im nächsten Monat wieder ändern, zum Beispiel bei Wegfall von Stress, etwa im Urlaub.

Sollten also die Hormone gegen eine Schwangerschaft sprechen, so ist eine begleitende Hormontherapie mit Eizellspende theoretisch bis ins hohe Alter möglich, man erinnere sich an Zeitungsmeldungen von 70-jährigen Müttern. Klar ist jedoch, dass es in

Europa Alterslimits für eine künstliche Befruchtung gibt. Nichtsdestotrotz hat sich hier ein Tourismus entwickelt – in süd(ost)europäische Länder oder auch in die USA.

Bei der Leihmutterschaft verhält es sich ebenso. Sie ist in Europa verboten, in den USA und anderen Ländern erlaubt. Ich denke, die individuelle Abwägung und letzten Endes die Entscheidung liegen bei der Frau bzw. dem Paar. Im Übrigen ist jede IVF-Behandlung* in Europa auch nur paarweise möglich und erlaubt.

Der Patientin erkläre ich, welche Strapazen sie erwarten und was eine Schwangerschaft für eine 50-Jährige bedeuten würde. „Ich bin ja superfit!", wendet sie ein.

Auch dieses Argument zählt nur bedingt, denn auch wenn die Frau biologisch deutlich jünger erscheint, bleibt ein gewisses Altersrisiko bestehen, denn die Schwangerschaft ist eine nicht zu unterschätzende körperliche und psychische Herausforderung für jede Frau. Bezüglich des individuellen Risikos einer späten Schwangerschaft sollte vor allem eine ausführliche ärztliche Beratung Klarheit schaffen.

Psyche: Watte im Kopf

Die Psyche in der Menopause hat viele Aspekte. Durch die Veränderungen der Hormone kommt es auch zu psychischen Veränderungen. In der Sprechstunde sind eigentlich die häufigsten psychischen Veränderungen, die im Zusammenhang mit dem Östrogendefizit auftreten – und das ist dann zumeist mit Beginn der Menopause –, die Vergesslichkeit, die „Watte im Kopf", wie sie oft genannt wird, also eine Art Veränderung der Empfindung. Konzentrationsschwierigkeiten kommen ebenfalls öfter vor, aber auch eine Art Erschöpfungszustand, der nicht nur psychischer, sondern auch geistiger Natur sein kann. Bei östrogenabhängigen Veränderungen wirkt das Östrogen, das Östradiol, auf den Serotonin-Haushalt und kann daher bei Fehlen, bei Östrogendefizit, zu depressiven Zuständen führen.

Kränkungen in der Perimenopause

Bereits in der Perimenopause beginnt das Progesteron abzufallen. Aufgrund dieses Progesteron-Abfalls, der zumeist in der zweiten Zyklushälfte vor Beginn der Menstruationsblutung stattfindet, kann es in der zweiten Zyklushälfte zum einen zu depressiven Verstimmungen bis zu starken Depressionen kommen, zu Schlafproblemen, aber zum anderen auch zu Stimmungsveränderungen. Diese Stimmungsveränderungen können depressiver Natur sein – es kommt zum klassischen Gekränktsein – oder sich auch in aggressiven Zustandsbildern äußern, bei denen die Umgebung den veränderten Zustand deutlich merken kann. Wenn die Frau in einer Familie aggressiver wird, wird das sehr häufig auch von den anderen erkannt und es ist zielführend, mit dem Partner oder anderen Familienmitgliedern über die Situation zu sprechen. Mit einer entsprechenden Hormonersatztherapie, aber auch einer psychologischen familientherapeutischen Therapie kann hier eingegriffen werden.

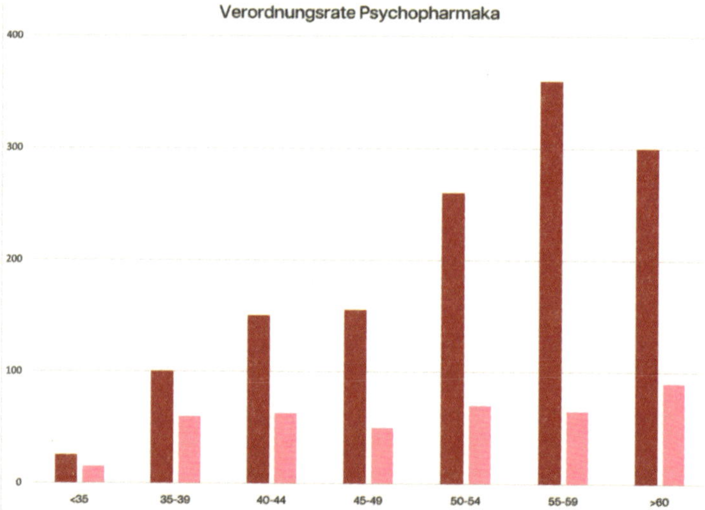

Abbildung 5: Die Verordnungsrate der Krankenkassen für Psychopharmaka in Österreich zeigt einen deutlichen Anstieg bei Frauen ab 50 Jahren.

Was die Psyche betrifft, ist es zudem wichtig, Schlafstörungen zu beheben (siehe Kapitel Schlaf). Wer nicht gut schläft, der bekommt oft psychische Probleme oder leidet unter Stimmungsschwankungen.

Aggression und mangelndes Selbstbewusstsein

Gerade bei den psychischen Veränderungen ist außerdem wichtig, dass die weibliche Andropause, also das Absinken der männlichen Hormone der Frau, vor allem des Testosterons, aber auch des altersabhängigen DHEAs, zu psychischen Veränderungen führen kann. Interessanterweise kommt es hier häufig nicht zu dem erwarteten aggressiven Verhalten, sondern eher zu einer Schwächung des Selbstbewusstseins, einer Erschöpfung und vor allem einer Antriebslosigkeit, die sich letzten Endes dann auch auf die Libido, also auf die sexuelle Lust, auswirken kann. Daher sind bei leichten depressiven Verstimmungen nicht nur Progesteron und Östrogen Wundermittel, sondern ebenso ein Androgen wie zum Beispiel DHEA. 25 mg morgens eingenommen, sind Androgene nicht nur sozusagen eine Anti-Aging-Therapie, sondern können den Antrieb verstärken, die Psyche und mehr oder weniger das Selbstbewusstsein aufbauen. Diese Androgene sind hier völlig unterschätzt und haben den Vorteil, dass sie letzten Endes helfen, wenn das Thema Brustkrebs hier in vielen Fällen relevant ist, weil es mehrere Fälle in der Familie gibt. Mit männlichen Hormonen kann oft die Progesteron- und Östrogentherapie umschifft, aber natürlich auch ergänzt werden und der Antrieb kann gefördert werden.

Panikattacken und innere Unruhe

Bei depressiven Verstimmungen sind einige Sonderformen zu nennen, die in dieses Umfeld gehören, und zwar zum einen die Panikattacken, also Beklemmungsgefühle, die oft auftreten und die eine eigene Form darstellen. Sie sind klassisch progesteronbedingt und vor allem, wenn sie in der Perimenopause auftreten, insofern zu entlarven, weil sie zyklusabhängig vor Beginn der Menstruationsblutung auftreten. Sie sind mit bioidentem Progesteron sehr gut zu behandeln. Zum anderen ist das die innere Unruhe. Die innere Unruhe wird von sehr vielen Frauen in der Menopause geäußert, scheint aber nicht so sehr auf Progesteron, sondern eher auf Östrogen zu beruhen. Diese innere Unruhe ist meist gepaart mit Herzrasen. Herzrasen wiederum ist eher ein Zeichen des mangelnden Östradiols. In jedem Fall lohnt sich ein Therapieversuch mit einem östrogenhaltigen Präparat und kann hier sehr gut wirken.

Migräneartiger Kopfschmerz

Ein häufiges Phänomen im Zusammenhang mit innerer Unruhe, Beklemmungsgefühlen, Östrogen-, aber auch Progesteron-Defizit sowie in Verbindung mit Schlafproblemen und Leistungsabfall ist der migräneartige Kopfschmerz. Kopfschmerzen sind in der Perimenopause am häufigsten, können mit 40 bis 45 Jahren beginnen und sind wiederum an ihrer Zyklusabhängigkeit als Progesteron-Problem zu erkennen. Diese Kopfschmerzen kann man mit einer bioidenten Hormontherapie mit Progesteron gut in den Griff bekommen, wobei es in der Perimenopause noch einen Verstärker gibt, nämlich die sogenannten monophasischen Zyklen. Das sind Zyklen, in denen das Gleichgewicht zwischen Östradiol und Progesteron völlig verändert ist. Es gibt extrem hohe Spiegel an Östradiol und extrem niedrige Progesteronspiegel. Diese hohen Östradiolspiegel bedingen Wassereinlagerungen und starken Kopfschmerz, der offensichtlich auf einer leichten Schwellung im Kopfbereich beruht. Hier fehlt leider noch einiges an Forschung.

Wird dieses Ungleichgewicht zwischen Progesteron und Östradiol wieder in ein Gleichgewicht verwandelt, dann werden auf jeden Fall die Kopfschmerzen deutlich besser. Zu den Kopfschmerzen in der Menopause ist zu sagen, dass, außer dass man zu starken Schmerz- und Migränemitteln greift, mit einer leichten Entwässerung mit Entwässerungstees oder -tabletten, die von der Ärztin oder vom Arzt verordnet werden, durchaus eine Linderung erzielt werden kann.

Progesteronhaltige Nahrungsmittel wie Ananas, Tomaten oder Melonen sind ebenso hilfreich, weil sie eine progesteronähnliche Wirkung haben, eine milde Entwässerung im Körper auslösen und abschwellen.

Gedächtnis: Wie heißt der Film noch schnell?

Meine Patientin Vera N. ist mit 54 Jahren im klassischen Menopausenalter. Sie klagt in meiner Sprechstunde: „Herr Professor, Sie wissen gar nicht, wie sehr ich darunter leide. Ich kann mir kaum mehr etwas merken. Vor allem, wenn es um eine Person geht, fällt mir der Name nicht ein, und wenn ich Sätze bilden muss, habe ich manchmal Wortfindungsstörungen. Diese Vergesslichkeit und die Suche nach einzelnen Wörtern geht mir extrem auf die Nerven und stört mich sehr. Was kann ich dagegen tun?"

Es ist tatsächlich so, dass die Sexualhormone das Nervensystem mehr oder weniger positiv beeinflussen. Wir wissen heute, dass zum Beispiel Morbus Alzheimer, wenn ausreichend Östrogen vorhanden ist, seltener auftritt als ohne Östrogen. Eine US-amerikanische Studie besagt, dass Frauen, die eine Hormontherapie mit Östrogenen bekommen haben, seltener Alzheimer bekommen.

Die Ursache der Vergesslichkeit ist, dass vor allem Östrogen, aber auch Progesteron positiv auf das Gehirn und hier vor allem auf den Hippocampus und den Hypothalamus Einfluss nehmen und die Gedächtnisleistung, die Konzentrations- und Merkfähigkeit verbessern oder mithelfen, dass eine gesunde Merkfähigkeit erhalten bleibt. Das heißt, in der Menopause, wenn die beiden Sexualhormone nicht mehr in ausreichender Menge produziert werden, kann es tatsächlich zu einem auffälligen Gedächtnis- und Konzentrationsverlust kommen, der im Alltag störend ist – in

Form von vor allem Wortfindungsstörungen und der Suche nach Personenamen.

Typisch sind Unterhaltungen nach diesem Schema: „Hast du gestern auch diesen Film gesehen?“ „Welchen Film?“ „Ja, den ... Ich weiß den Titel nicht mehr ... Mit dem Schauspieler ...“ Dann folgt jedoch auch kein Name des Schauspielers.

Ginkgo gegen Vergesslichkeit

Vergesslichkeit und Wortfindungsstörungen sind freilich auch eine Alterserscheinung, die aber speziell durch die Menopause und den Abfall der Sexualhormone getriggert wird. Schon Goethe hat das Problem des Gedächtnisverlustes – je älter man wird, desto weniger merkt man sich – gekannt und pflanzte in seinem Garten einen Ginkgobaum, weil Ginkgo die Merk- und Konzentrationsfähigkeit erhöhen kann. Es gibt zu Ginkgo Studien, die in zwei Richtungen gehen: Einerseits geht es tatsächlich um die Merk- und Konzentrationsfähigkeit, andererseits schreiben Studien dem Ginkgo zu, dass er beim Höhenbergsteigen positiv auf die Funktion des Gehirns und auf eine mögliche Höhenerkrankung wirkt, die in großen Höhen durch eine Gehirnschwellung entstehen kann. Ginkgo wirkt antientzündlich und jede Entzündung im Nervensystem ist letztlich kontraproduktiv für Konzentration und Gedächtnis.

Hormontherapie und Alternativen

Selbstverständlich kann auch eine Hormontherapie mit Sexualhormonen angestrebt werden. Wenn die Merkfähigkeit die einzige Störung ist, dann handelt es sich dabei um eine sehr schwache Indikation* für eine Hormontherapie. Wenn allerdings andere Symptome wie die klassischen Schweißausbrüche und Hitzewallungen dazukommen, dann kann, wenn sonst nichts dagegenspricht, eine Hormontherapie speziell mit Östrogen angeraten werden.

Natürlich können Patientinnen auch auf Phytohormone wie Soja und Rotklee zugreifen. Sie haben ebenfalls eine positive Wirkung auf die Gedächtnisleistung. Auch Lecithin, das es in Tinkturen und Lösungen in jeder Apotheke zu kaufen gibt, soll hier eine Verbesserung bringen.

Nicht zuletzt ist es mir wichtig, zu ergänzen, dass es speziell im Hinblick auf das altersentsprechende Nachlassen der Gehirnleistung immer gut ist, das Gehirn zu trainieren und ihm Gedächtnisleistungen als Aufgaben zu bieten. Dies kann zum Beispiel in spielerischer Form geschehen, indem man sich – nomen est omen – ein Memory-Spiel besorgt, das es in vielen Variationen gibt, indem generell Spiele gespielt, Gedichte gelernt werden, vielleicht sogar eine Sprache wiederholt oder erlernt wird oder einfache Rechnungen angestellt werden, statt sie in den Computer zu tippen. Um das Gedächtnis zu trainieren, können Personennamen überlegt oder Namenslisten angelegt werden. All diese Übungen helfen dem Gehirn, weil sich mit der Aufgabe neue Synapsen finden. Ein Gedächtnis- und Konzentrationstraining kann so durchaus gut helfen, dass die Probleme im Alltag fast nicht mehr spürbar sind.

Gut für die Gehirnleistung sind darüber hinaus ein gesunder Lifestyle und ausreichend Schlaf. Mit diesem Ratschlag wiederhole ich mich ständig, aber es ist tatsächlich wichtig, darauf hinzuweisen: Bevor Sie sich schlecht ernähren und zusätzlich Ginkgo essen, ist es zielführender, sich gut zu ernähren und nicht auf Zusatzpräparate zu vertrauen, denn so wird das Gehirn trainiert.

Wie lange dauern die Beschwerden an?

Die Patientin Valerie S. kommt mit starken Beschwerden zu mir in die Sprechstunde. Sie lehnt eine Hormontherapie ab und möchte es mit natürlichen Methoden versuchen, aber die Beschwerden treten immer wieder auf. Vor allem klagt sie über Schlafprobleme, weil sie nachts aufgrund der Schweißausbrüche immer wieder aufwacht und dadurch am Tag auch nicht mehr voll leistungsfähig ist. Das belastet sie sehr. Die Patientin ist 56 und seit fünf Jahren in der Menopause.

Sie fragt: „Herr Professor, wie lange werde ich diese Beschwerden eigentlich noch haben? Jetzt sind schon fünf Jahre vergangen. Kann man eine Prognose stellen, wie lange das noch dauert?"

Meine Antwort darauf ist stets, dass es grundsätzlich sehr schwierig ist, hier eine Prognose abzugeben, wie lange die Beschwerden andauern, denn letzten Endes sehe ich in meiner Sprechstunde alle möglichen Muster. Das heißt, es gibt tatsächlich Frauen, die keine Beschwerden haben, Frauen, die ein paar Jahre nach Menopauseneintritt über starke Beschwerden berichten, Frauen, die mehr oder weniger sehr lange Beschwerden haben, aber es gibt auch zum Beispiel das Muster, dass Frauen in relativ späten Jahren, etwa ab dem 70. Lebensjahr, plötzlich wiederum oder sogar das erste Mal klimakterische Beschwerden bekommen, obwohl sie auch um das 50. Lebensjahr in die Menopause gekommen sind.

Eine Frage der Genetik

Eine einfache Orientierung kann man hier aus der Vererbung ziehen. Es scheint so, dass es in gut einem Drittel der Fälle eine Vererbung gibt – im Sinne nicht nur des Menopausenzeitpunktes, sondern auch der Beschwerdedauer. Das heißt, man kann sich als Frau ein wenig an der Mutter orientieren. Ist die Mutter früh oder spät in die Menopause gekommen, wie lange haben ihre Beschwerden angedauert? Natürlich kommt es auch auf die Lebensumstände an: Hat die Tochter einen komplett anderen Lifestyle als die Mutter, dann gilt die Regel höchstwahrscheinlich nicht. Unter Lifestyle verstehe ich Sport, Bewegung, Alkohol, Ernährung, Körpergewicht – alle diese Faktoren spielen hier eine gewisse Rolle.

Doch wie wir heute in der Medizin immer wieder merken, hat die Vererbung durchaus einen großen Stellenwert, selbst wenn es um die relativ einfache Frage geht, wie lange die Beschwerden andauern. Aus den Laborbefunden lässt sich dies allerdings nicht ablesen. Sie können also aus hohen FSH-Werten und niedrigen Östrogen- oder Östradiol-Werten keinen Rückschluss ziehen, wie lange die Beschwerden andauern werden. Dementsprechend kann hier als einfachstes Tool gelten, dass man mit der Mutter über dieses Problem reden sollte oder auch, wenn dies nicht möglich ist, mit den betreffenden Verwandten, wie sie die Beschwerdesymptomatik der Mutter erlebt haben.

Leider waren Wechselbeschwerden – vor allem in der Generation der Eltern und vor allem der Großeltern – eine Art Tabuthema. Über Schweißausbrüche, Hitzewallungen und andere klimakterische Beschwerden wurde nicht gesprochen – das Thema wurde tabuisiert. Insofern ist es in vielen Fällen leichter gesagt als getan, eine entsprechend aufschlussreiche Auskunft zu erhalten.

MODERNE HORMONTHERAPIE

Behandlung von Wechselbeschwerden

Die moderne Hormontherapie kennt nur einen wesentlichen Grund für eine Hormonersatztherapie in der Menopause: starke Wechselbeschwerden, die mit einer deutlich verminderten Lebensqualität einhergehen. Das Beschwerdebild der menopausalen Symptome ist sehr vielfältig, daher ist eine Hormonersatztherapie stets individuell zu betrachten und anzupassen.[13]

Ich erinnere mich an die 1990er-Jahre, als die Hormonersatztherapie weltweit einen wahren Höhepunkt hatte. Damals lautete das Credo: „Jede menopausale Frau braucht eine Hormontherapie, um die Osteoporose, aber auch ein wenig das Altern an sich aufzuhalten." Vor allem die Knochendichte stellte neben den Beschwerden ein starkes Argument für eine Hormontherapie dar. Damals war die Hauptangst der Frauen, an Gewicht zuzunehmen – es ging den Befürwortern bzw. Gegnern vorwiegend um die Gewichtszunahme, die schon von der Pille her bekannt war. Eine kleinere Gruppe argumentierte mit dem „natürlichen Altern" gegen die Hormone, doch am schlimmsten waren Frauen, aber auch Ärztekollegen und -innen, die ob ihres Unwissens die Hormone als „nicht gottgewollt" verdammten. So hatte sich schon in den Neunzigerjahren eine Gegnerschaft entwickelt, sodass eine Trennung der (weiblichen) Gesellschaft in Befürworter und Gegner, wie wir sie heutzutage von der Covid-Pandemie her kennen, entstand.

In jedem Fall erfolgte ein regelrechter Boom der Hormontherapie – nicht zuletzt durch die Pharmaindustrie.

2002 wurde die Studie der Women's Health Initiative (WHI) bekannt und nach fünf Jahren abgebrochen, da ein signifikanter Anstieg von Brustkrebs beobachtet werden konnte. Als Erstes zog sich die Pharmaindustrie zurück und die Ambulatorien, die ausschließlich die Hormontherapie der Menopause angeboten hatten, leerten sich. Es war tatsächlich ein Schock für alle Beteiligten. Bei näherer Betrachtung der Studienergebnisse zeigte sich der Anstieg von Brustkrebs vor allem bei Frauen jenseits der 65 und bei einer Therapiedauer von mehr als zehn Jahren. Weitere Risikofaktoren waren Übergewicht, Alkohol und kein Sport. So konnte aus den Daten rückgerechnet werden, dass regelmäßiger Sport das Brustkrebsrisiko der Hormontherapie aufhebt und fünf Kilo Übergewicht ein höheres Krebsrisiko als die Standardhormontherapie bedeutet. Viel wichtiger ist jedoch das genetische Risiko: Zwei oder mehr Brustkrebsfälle in der Familie sollten alle Alarmglocken aktivieren.

So verschwand zu Beginn unseres Jahrtausends das Credo „jeder Frau ihre Hormontherapie" und „das Ende des Alterns durch Hormone". Geblieben waren als Indikationen die Beschwerden und der Knochenschwund, aber auch die freiwillige, weil gewollte Hormontherapie aus unterschiedlichen Ursachen wie etwa dem Wunsch nach weniger Falten.

Durch die Entwicklung mehrerer Präparate zur Vorbeugung, aber vor allem auch zur Behandlung der Osteoporose, allen voran die Wiederentdeckung des Vitamin D, aber auch Bisphosphonaten* und Denosumab, ist die Indikation Knochengesundheit für die Hormontherapie gefallen. Das heißt natürlich nicht, dass eine Hormontherapie keinen Einfluss auf den Knochen hat, doch sollte der Knochen eben kein Hauptgrund der Therapie sein – mit einer Ausnahme, dem „Krankheitsbild der vorzeitigen Menopause", früher uncharmant als Klimakterium praecox, heute als POF oder POI (primäre Ovarialinsuffizienz) bezeichnet. Das heißt, beim vorzeitigen Ausfall der Eierstöcke bzw. einer deutlichen Minderproduktion an weiblichen Hormonen, insbesondere vor dem 40. Lebensjahr, sollte eine Hormontherapie auch als Knochenschutz erfolgen. Bei klassischen menopausalen Frauen ist eine Vorbeugung mit Vitamin D, Calcium und Sport für den Knochen in den meisten Fällen ausreichend.

So bleibt der Hormontherapie das klimakterische Beschwerdebild als Hauptindikation bis auf Weiteres erhalten. In naher Zukunft wird es wirkungsvolle Medikamente zum Beispiel gegen Hitzewallungen geben, die keine Hormone sind, etwa Neurokinasehemmer*. So könnten dann klimakterische Beschwerden gänzlich ohne Hormone behandelt werden. Ich denke jedoch, dass die ganzheitliche Betrachtung der Menopause eine Hormontherapie auch in den kommenden Jahrzehnten rechtfertigen wird. Eine hormonfreie Alternative ist trotzdem anzustreben, da bei einem Gutteil der Frauen nicht nur eine Hormonangst, sondern vor allem auch eine echte Kontraindikation* (Gegenanzeige) für eine Hormontherapie besteht, zum Beispiel bei Brustkrebspatientinnen und bei Frauen mit hormonsensitiven Tumoren wie dem Melanom.

Kontraindikationen für Hormontherapien

Wesentliche Kontraindikationen einer Hormonersatztherapie sind ein wichtiges Thema: Hier muss zwischen den einzelnen Hormonen unterschieden werden, im wesentlichen Östrogen und Progesteron. Männliche Hormone spielen hier eine untergeordnete Rolle.

Die wichtigsten Kontraindikationen für Östrogen:

- Brustkrebs
- Mehr als zwei Brustkrebsfälle in der Familie
- Östrogenabhängige Tumoren wie Melanom, Eierstockkrebs und andere mit positivem Östrogenrezeptorbefund
- Schwere Thrombosen
- Arteriosklerose* und Folgen wie Herzinfarkt
- Lupus erythematodes*

Die wichtigsten Kontraindikationen für Progesteron:

- Meningeom*
- Lungenerkrankungen

Das Meningeom enthält Progesteronrezeptoren*. So habe ich bei einer Patientin mit inoperablem Meningeom eine deutliche Verkleinerung des Tumors mit einem Antiprogesteron erreichen können. Dieses wird heute als Abtreibungspille verwendet.

Bei Lungenerkrankungen spielt vor allem die Charakteristik von Progesteron eine Rolle, da es Venen verengt, was im Falle von Krampfadern positiv ist, im Falle der Lungenvenen negativ. Nebenbei bemerkt, ist dies schon lange bekannt, prominentestes Beispiel ist die Dissertation von Ernesto „Che" Guevara, dem marxistischen Revolutionär in Kuba, Guerillaführer und Autor: „Progesteron und die Lunge". Leider ist nur der Titel erhalten; die Dissertation zum Dr. med. bleibt verschwunden.

Zusammenfassend ist die Hauptindikation einer Hormonersatztherapie das typische klimakterische Beschwerdebild mit Hitzewallungen, Schweißausbrüchen, Schlafstörungen und anderen Beschwerden, wenn keine Kontraindikationen gegen Östrogen und/oder Progesteron vorliegen. Die Verbesserung und Erhaltung der Knochendichte stellt nur einen Zusatznutzen dar. Anders verhält es sich bei der vorzeitigen Menopause, hier steht der Knochenschutz aus medizinischer Sicht im Vordergrund.

Antidepressiva gegen klimakterische Beschwerden

Besonders in den USA werden sehr vielen Frauen neben der Hormontherapie gegen klimakterische Beschwerden auch Antidepressiva verordnet. Diese sind vor allem bei Frauen, bei denen eine Hormontherapie nicht möglich ist, wie etwa bei Brustkrebspatientinnen, eine gute Alternative. In einer bestimmten Gruppe der Antidepressiva, den Serotonin-Wiederaufnahmehemmern wie Cipralex® oder Venlafaxin®, wurde tatsächlich in Studien nachgewiesen, dass sie einerseits antidepressiv vor allem gegen Angstzustände wirken, aber auch klimakterische Beschwerden wie Hitzewallungen und Schweißausbrüche verringern können. Daher ist eine Therapie mit Antidepressiva eine durchaus zu empfehlende Alternative zur Hormontherapie.

Individuelle Dosierung: So wenig wie möglich, aber so viel wie notwendig

Wieviel Hormon ist genug? – Das ist bei der Hormonersatztherapie hauptsächlich eine sehr patientenorientierte und damit klinische Entscheidung, denn das Maß ist die Frau selbst mit ihren Beschwerden. In jedem Fall sollte eine Therapie die Symptome deutlich lindern und am besten zum Verschwinden bringen. Dieser Anspruch macht Sinn und sollte jeden Laborwert hintanstellen. Letzten Endes dient jede medizinische Therapie der Patientin oder dem Patienten und nicht, um Laborbefunde zu beschönigen. „Behandeln Sie immer den Patienten und nicht den Befund!“, erkläre ich häufig meinen Studierenden, die an den Hormonbefunden samt Normalwerten zumeist verzweifeln, da diese nicht immer mit der Realität übereinstimmen.

„So wenig wie möglich“ sollte nicht gleichbedeutend mit einer Unterdosierung sein. Schwieriger ist jedoch die deutliche Überdosierung. Hier hilft das Labor: Wenn zum Beispiel Östradiol über die Haut schlecht aufgenommen wird, werden in seltenen Fällen drei- bis vierfache Dosierungen verwendet, um die Symptome zu lindern. Sind die Blutwerte, allen voran das Östradiol, dennoch im Normbereich, dann ist auch eine viel höhere Dosierung richtig.

Was passiert bei einer Unterdosierung bzw. Überdosierung?

Bei einer Unterdosierung kann nichts passieren. Fällt der Östradiolwert unter 40 pg/ml*, hat die Frau keinen Knochenschutz und daher ist daher besonders auf Vitamin D und Sport zu achten. Bei Überdosierung kann, wenn man der Natur folgt, zumindest kurzfristig auch nicht viel passieren: So steigt der Östradiolspiegel in der Schwangerschaft um das Tausendfache und mehr an, ohne der Schwangeren zu schaden. Ein Symptom ist bei Überdosierung oft anzutreffen: starke Kopfschmerzen.

Window of Opportunity

Unter „Window of Opportunity" verstehen wir den Zeitraum, in dem die Frau im Klimakterium einen deutlichen Nutzen und vor allem kein Risiko hat, einen Schaden durch die Hormontherapie zu erleiden. Dieser beginnt mit dem Einsetzen der Wechseljahre und kann theoretisch viele Jahre dauern, im Einzelfall bis ins hohe Alter. Allerdings wissen wir heute, dass zum einen das Brustkrebsrisiko durch eine Hormontherapie nach dem 65. Lebensjahr ansteigt, und zum anderen, dass eine Hormontherapie nicht länger als zehn Jahre angewendet werden sollte – immer Einzelfälle ausgenommen –, im Idealfall weniger als fünf Jahre.

In der Sprechstunde wird oft die Frage gestellt: „Wie lange soll oder muss ich die Hormone noch einnehmen?" Dies kann nur individuell beantwortet werden. Das Maß ist immer die Frau selbst, daher orientiert sich die Therapie immer an ihr. Eine einfache, aber sehr gute Methode stellt der Auslassversuch dar, der nicht immer einer sein muss: Nimmt die Frau eine Standardhormontherapie ein, so kann sie zweimal pro Jahr – am besten im Herbst und im Frühjahr – selbst überprüfen, ob sie noch Hormone benötigt. Für mehrere Wochen – im Regelfall drei Wochen – wird die Einnahme der Hormone pausiert und die Beschwerdesymptomatik beobachtet. Treten leichte oder im besten Fall keine Beschwerden auf, so kann die Therapie unabhängig von der Knochendichte beendet werden. Bei mittleren Beschwerden kann die Dosis deutlich verringert werden, und zwar zumeist um die Hälfte, zum Beispiel 0,5 mg

Östradiol statt 1 mg oder bei 0,5 mg Östradiol statt täglicher Einnahme nur jeden zweiten Tag. Bei starken Beschwerden sollte für die nächste Zeit eine weitere Hormoneinnahme folgen.

Wichtig ist, dass bei Frauen mit Gebärmutter bei so einem Auslassversuch auch eine Blutung auftreten kann (Hormonentzugsblutung). Dies sollte die Frau unbedingt wissen, um nicht aus allen Wolken zu fallen, wenn eine Blutung auftritt.

Ein weiterer wichtiger Aspekt des Auslassversuches ist der Zeitpunkt bzw. die Jahreszeit: Im Sommer bei hohen Temperaturen macht es wenig Sinn, einen Auslassversuch zu starten, da oft zwischen den der Hitze geschuldeten Schweißausbrüchen und den eigentlichen Wallungen kaum unterschieden werden kann bzw. auch der Versuch selbst zum Scheitern verurteilt ist.

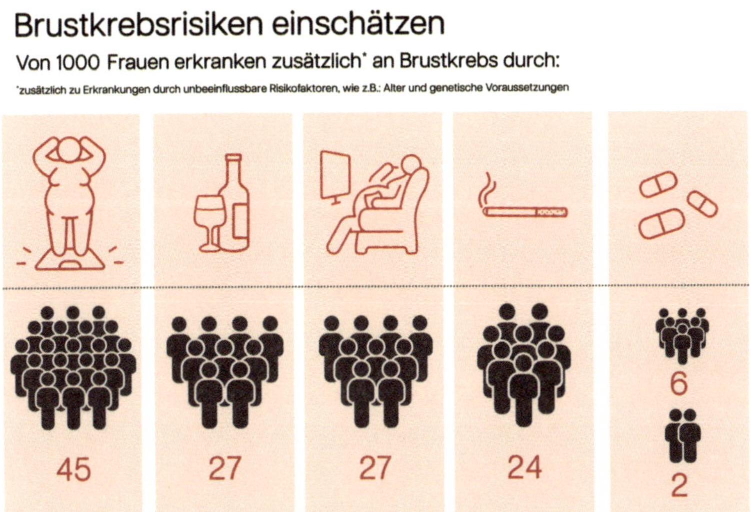

Abbildung 6: Diese Tabelle zeigt das Brustkrebsrisiko aufgrund des Lebensstils im Vergleich zu einer Hormontherapie: Durch Übergewicht erkranken 45 von 1.000 Frauen an Brustkrebs, während durch eine Hormontherapie (fünf Jahre) zwei Frauen und nach zehn Jahren sechs Frauen an Brustkrebs erkranken.

Außerdem kann auch nur die Dosis reduziert werden und so eine Überprüfung der Beschwerden erfolgen; zum Beispiel für drei Wochen statt 1 mg nur 0,5 mg Östradiol. Sollten sich keine Beschwerden zeigen, so kann die geringere Dosis beibehalten werden. In diesem Fall ist nach weiteren drei Wochen ein Hormonstatus mit einem Östradiolspiegel anzuraten.

Relatives Alterslimit (bis 65 Jahre)

Das relative Alterslimit habe ich bereits erwähnt – vorwiegend aus zwei Gründen: 1. Wie besprochen, steigt das Brustkrebsrisiko, wie viele Studien gezeigt haben, ab 65 Jahren an. 2. Die Wirkung von Östrogen an sich lässt mit dem Älterwerden nach, sodass eine Hormongabe unter Umständen gar nicht mehr effizient ist. Dies liegt vor allem an den abnehmenden Zellrezeptoren für Östrogen, die an den Zellwänden sind und Östrogen binden.

Natürlich gibt es Fälle, die auch nach 65 Jahren von einer Hormontherapie profitieren, doch ist hier eine Nutzen-Risikoabwägung besonders wichtig. Hat es Sinn, mit 80 Jahren eine Hormontherapie zu beginnen? Ja, wenn starke Beschwerden die Lebensqualität deutlich beeinträchtigen und es kein erhöhtes Brustkrebsrisiko (zwei oder mehr Fälle in der Familie) gibt.

Bioidente Hormone

Der Begriff der „bioidenten Hormone" ist verwirrend und wird oft falsch interpretiert: Gemeint sind alle in der Therapie eingesetzten Hormone, die der Struktur der körpereigenen Hormone Östradiol und Progesteron entsprechen. Oft wird der Begriff auch für pflanzliche Hormone (Phytohormone), die meistens nicht den körpereigenen Hormonen entsprechen, verwendet.

Leider wird der Begriff oft für das Gegenteil von „künstlichen" Hormonen eingesetzt, obwohl diese sogenannten künstlichen Hormone häufig den körpereigenen Hormonen entsprechen und sogar aus Pflanzen gewonnen werden, wie zum Beispiel aus der Yamswurzel.

In jedem Fall sollte der Begriff „bioident" immer hinterfragt werden und auch dessen Sinnhaftigkeit: Wenn zum Beispiel keine allgemeine, systemische Wirkung erzielt werden soll, sondern nur eine Wirkung auf die Gebärmutter, dann sind synthetische Hormone oft effizienter.

Bioidente Hormone verändern das Brustkrebsrisiko nicht, obwohl der Begriff verharmlosend klingt. Es scheint, dass beim Begriff „künstlich" vor allem an die Pille und deren Inhaltsstoffe gedacht wird. Die Pille mit zumeist Ethinylestradiol* als Inhaltsstoff hat mit dem Ansteigen des Alters ein Thromboserisiko, das auch durch geeignete Untersuchungen und einen gesunden Lifestyle gegen null gesetzt werden kann. Einen Sonderfall stellt die genetische Belastung durch die APC-Resistenz* dar – hier ist ein genetischer Test zu empfehlen, wenn mehrere Thrombosen in der eigenen Familie zu beobachten sind.[14]

Bioidentes Progesteron – Progesteroncreme 3 %

Standardabgabemenge:
100 g (Salbentube, weiß lackiert)

Zusammensetzung:
Progesteron (Progesteronum) 3,000 g
Ethanol 70 % (V/V) (Aethanolum dilutum) 5,000 g
Ultrabas 35,000 g
Ultrasicc ad 100,000 g

Indikation:
Hormonersatztherapie zyklisch (16.–25.ct abends) und/oder in Kombination mit einem Östrogen; kann auch als Antifaltencreme niedrig dosiert verwendet werden: Progesteron hemmt die Matrixmetalloproteasen und schützt damit das Kollagen.

Spezielle Indikationen:
Antifaltencreme:
Besonders Krähenfüße, Hals und Dekolleté; Hautäderchen/kleine Krampfadern: Bei täglicher Anwendung kann die venostatische Wirkung von Progesteron kleine Hautäderchen zum Verschwinden bringen bzw. Krampfadern verkleinern; aufgrund der höheren Konzentration v.a. für die Hormonersatztherapie geeignet.

Anwendungshinweise:
Da Progesteron über seinen Metaboliten Allypregnenolon am GABA-Rezeptor wirkt und damit eine schlaffördernde Wirkung hat, immer abends anzuwenden; ein bis zwei Zentimeter Salbenstrang auf dem Bauch verteilen und fünf Minuten einwirken lassen.[15]

Individuelle Applikationsarten

Ob bioident, pflanzlich oder auch künstlich, es gibt verschiedene Möglichkeiten Hormone einzunehmen. Die klassische Form, oral als Tabletten oder in Kapselform, seltener als Lösung oder Tropfen, ist für viele Frauen, vor allem wenn sie sehr aktiv sind, die einfachste. Der Vorteil ist die einfache Einnahme, der Nachteil die regelmäßige Einnahme. So höre ich sehr oft: „Leider vergesse ich immer wieder – gibt es etwas anderes?"

Leider gibt es punkto Vergesslichkeit keine echten Alternativen, denn Hormonpflaster sind in Österreich vom Markt verschwunden. Sie werden nur zweimal oder sogar nur einmal pro Woche angewendet. Injektionen und Depotpräparate, zum Beispiel als Östrogenkristall, sind bis auf Progesteron als Injektion für sechs oder zwölf Wochen ebenfalls nicht mehr erhältlich. Gele und Cremen sind bis auf ein Östradiol-Gel (Estrogel®) als sogenannte Magistraliter-Rezepte erhältlich, das heißt, die Cremen werden von der Apothekerin oder vom Apotheker laut Rezept der Ärztin oder des Arztes gemischt. Ich empfinde Magistraliter-Rezepte als exklusive, „maßgeschneiderte“ Therapie: Individuelle Dosierung und Wirkstoffzusammensetzung durch erfahrene Ärztinnen und Ärzte sind wichtige Tools in der Hormontherapie; so kann auch deutlich niedriger oder höher dosiert werden. Sind bestimmte Hormone nicht im Handel erhältlich, können diese magistraliter verordnet werden. Ein gutes Beispiel ist das männliche Hormon DHEA, das in Österreich nur magistraliter verordnet werden kann – in den USA ist es in jedem Drugstore als fertiges Medikament erhältlich.

Was alles passieren könnte

Apropos fertiges Medikament: Hormonpräparate enthalten wie jedes Medikament eine Gebrauchsanleitung in Form eines Beipackzettels – und die haben es in sich, denn sie tragen zur Verunsicherung der Patientinnen bei. Ist eine Frau von einer Therapie nicht restlos überzeugt und liest den Beipacktext, dann wird sie höchstwahrscheinlich die Therapie gar nicht beginnen, denn der Text listet nicht nur mögliche, sondern auch hypothetische Nebenwirkungen auf. Ich vergleiche das immer mit einem Beipacktext für einen Flug: „Sie können verspätet oder nie ans Ziel kommen, entführt werden, sich eine Infektion vom Nachbarn holen oder gar abstürzen. Wir übernehmen möglichst keine Haftung.“ Ich denke, so ein Text würde viele vom Fliegen abhalten.

Die europäische Arzneimittelbehörde ist bemüht, einen vor allem verständlichen und einfachen Beipacktext zu normieren; lediglich in England, also außerhalb der EU, ist dieses Unterfangen einigermaßen gelungen. Denn neben den unzähligen Nebenwirkungen ist auch die Verständlichkeit im Allgemeinen oft nicht gegeben. Daher kann ich nur empfehlen, sich mit Ihrer Ärztin oder Ihrem Arzt über Nutzen und Risiko der Therapie zu besprechen und individuell zu entscheiden.

Transdermal statt oral?

Was ist der Vorteil von Cremen und Gelen? Die Aufnahme der Hormone und anderer Wirkstoffe erfolgt über die Haut – also transdermal. Dies entlastet zum Großteil die Leber, was besonders bei einer schlechteren Leberfunktion von Vorteil sein kann. Aber auch der Magen und der übrige Verdauungstrakt werden durch die transdermale Therapie geschont.

Transdermal heißt aber nicht unbedingt, dass Hormone im ganzen Körper wirken. So kann zum Beispiel durch Vaginalcremen durchaus nur ein gewünschter lokaler Effekt auf die Schleimhaut wirksam sein, ein klassisches Beispiel sind diverse Haarwässer mit verschiedenen, teils hormonellen Wirkstoffen.

Lokale Wirkung wie zum Beispiel eines Haarwassers oder einer Vaginalcreme kann durch Dosierung und den Wirkstoff erreicht werden, eine geringe systemische Wirkung kann bei guter Resorption durch die Haut natürlich immer auftreten. Das heißt, nicht jede Hormontherapie muss gleich den ganzen Körper umfassen, etwa, wenn es um die Haare geht. Sie belastet den weiblichen Körper deutlich weniger und ist daher relativ nebenwirkungsarm.[16]

Ganzheitsmedizinische Therapie

Unter ganzheitsmedizinischen Gesichtspunkten sollte eine moderne Hormontherapie nicht nur die klassischen Geschlechtshormone Östrogen und Progesteron umfassen, sondern vielmehr möglichst das gesamte Spektrum der Hormone beinhalten.

Männliche Hormone

Neben Östrogen und Progesteron sind die männlichen Hormone besonders zu erwähnen: Nach der Menopause und der Minderproduktion der weiblichen Hormone tritt um das 60. Lebensjahr in vielen Fällen die weibliche Andropause ein und damit ein Abfallen der männlichen Hormonspiegel. Die Frau empfindet oft einen Leistungs- und Libidoverlust sowie eine Gewichtszunahme. Da die männlichen Hormone auch das Kollagen schützen und Fett abbauen, kann es bei der weiblichen Andropause auch zu einer spürbaren Vergrößerung der Brust durch vermehrte Fetteinlagerung und Kollagenabbau kommen. Eine Hormontherapie mit männlichen Hormonen wie DHEA oder zum Beispiel eine Testosteronsalbe können helfen.

Testosteronsalbe

Standardabgabemenge:
50 g Pumpspender (z. B. Mezzo), ev. Salbentube, weiß lackiert

Zusammensetzung:
1.500 g Testosteronpropionat (Testosteronum propyonylatum)
8.000 g Rizinusöl, nativ (Oleum Ricini virginale)
ad 50.000 g Eucerin, wasserfrei (Eucerinum anhydricum)

Indikation:
Androgenmangel, der besonders in der Menopause, aber auch unter Pilleneinnahme auftreten kann. Als Androgenersatz 1–2 cm Salbenstrang, i.e. einen Teelöffel, auf dem Bauch oder Oberschenkel verteilen und ca. 5 Minuten einwirken lassen. Spezielle Indikation: Libidoverlust: Hier sollte die Salbe direkt auf das äußere Genitale aufgetragen werden. Brustverkleinerung: Da Androgene das Brustwachstum hemmen, kann durch mehrwöchige tägliche Anwendung die Brust etwas kleiner werden. Mastodynie: Bei Brustschmerzen kann die Testosteronsalbe Linderung bringen, speziell bei mastopathischen* Beschwerden, da

Testosteron nicht nur das Brustwachstum anhält, sondern auch schmerzlindernd wirkt.[17]

Schilddrüsenhormone

Eine Sonderstellung in der Hormontherapie nimmt die Schilddrüse ein. Eine „Thyreopause"* gibt es nur hypothetisch, doch wie jedes Organ werden auch die Schilddrüse und die Produktion der Schilddrüsenhormone langsamer. Die Hypothyreose* ist eine klassische Erkrankung der Frau und daher eine Gendererkrankung*. Daher sollten im Rahmen einer ganzheitlichen *und* genderspezifischen Medizin immer auch die wesentlichen Schilddrüsenparameter TSH, T_3 und T_4 bestimmt werden. Da bei vielen Frauen auch die Autoimmunerkrankung Hashimoto-Thyreoiditis* vorkommt, ist zudem die Bestimmung der Schilddrüsenantikörper essenziell.

Wachstumshormon

Noch ein Hormon darf hier nicht fehlen: Somatotropin, das Wachstumshormon. Auch die Somatopause, also die verminderte Ausschüttung von Wachstumshormon, kann Beschwerden verursachen. Leistungsabfall und Gewichtszunahme sind hier an erster Stelle zu nennen. Der Abbau der Muskulatur (Sarkopenie) zugunsten des Fettgewebes ist zum Teil durch die Somatopause verursacht. Man kann davon ausgehen, dass die Wachstumshormonproduktion schon ab der Menopause schwächer wird. So wurden in den USA das Wachstumshormon und die Therapie damit als Anti-Aging-Mittel und als Schlankheitshormon ab dem 50. Lebensjahr eingesetzt. Doch die Therapie war teuer und schlecht messbar, wobei die Effekte des Wachstumshormons aus dem Sport bekannt waren, aber in deutlich höheren – und medizinisch bedenklichen – Dosierungen.

Allerdings ist zum Beispiel die Aminosäure Arginin ein deutlicher Förderer der Wachstumshormonausschüttung, wie übrigens auch Hunger oder Sport. In einer klinischen Studie konnte gezeigt werden, dass spätes, kohlehydratreiches Abendessen die Wachstumshormonproduktion hemmt – die höchste Ausschüttung findet zwischen 23 und 24 Uhr statt.[18]

Das individuelle Risiko

Die Risiken einer Hormontherapie sind individuell und daher verlangt diese auch eine entsprechende Aufklärung:

Brustkrebs

Seit der WHI-Studie 2002 ist allgemein das erhöhte Brustkrebsrisiko einer Östrogentherapie, aber auch mit Abstrichen einer Progesteron-Therapie bekannt. Leider hat die Studie zu einer starken Verunsicherung geführt, doch andererseits ist sie eine deutliche Ermahnung zur Vorsicht und genauen Aufklärung.

Wichtig sind die einfachen Grundregeln:

- Mehr als zwei Brustkrebsfälle in der Familie, wie z. B. Mutter und Tante,
- Alter über 65 Jahre,
- Dauer der Therapie, Sprünge nach fünf und nach zehn Jahren

sind relative Kontraindikationen – wenn auch keine absoluten, das heißt, es gibt Ausnahmefälle. Hier sollte eine Risiko-Nutzenanalyse jeder Therapie vorangehen.

Neben Östrogen scheint auch Progesteron ein – zwar geringeres, aber doch – Brustkrebsrisiko darzustellen. Das heißt, dass eine Kombinationstherapie aus Östrogen und Progesteron ein gering höheres Risiko hat als eine alleinige (Mono-)Therapie mit Östrogen. Lange Zeit wurde das Progesteron als „gutes Hormon“ in Bezug auf das Brustkrebsrisiko angesehen, doch aktuelle Studien zeigen, dass es ebenfalls ein Risiko birgt.

Übergewicht hat aber auch ein Brustkrebsrisiko und sollte ebenfalls besprochen werden, denn schon fünf Kilogramm zu viel bedeuten mehr Risiko als eine Hormontherapie. Sportliche Betätigung – am besten dreimal pro Woche eine Stunde – reduziert das Brustkrebsrisiko deutlich, kann dieses sogar aufheben und zumindest reduzieren.

Alkohol ist aufgrund der Stimulation der Aromatase*, die Testosteron in Östrogen umwandelt, ein schlechter Begleiter einer Hormontherapie und sollte eher die Ausnahme als die Regel sein.

Thrombose und Herzinfarkt

Prinzipiell schützt Östrogen die Frau vor Herzinfarkt[19], doch nur im „Window of Opportunity“. Wenn bereits eine Thrombose oder ein Herzinfarkt aufgetreten ist, dann kann eine Hormontherapie mehr schaden als nützen.

In diesem Zusammenhang ist es auch wichtig, zu wissen, dass Östrogen die Blutfettwerte, allen voran das Cholesterin, verbessern kann. Das Gegenteil gilt bei Bluthochdruck: Hier kann über das Hormon Angiotensin der Blutdruck leicht steigen. Daher auch Vorsicht bei Bluthochdruck: Hier muss entweder die Dosis der blutdrucksenkenden Medikamente erhöht werden oder eine Alternativtherapie durchgeführt werden.

a. Viele Erkrankungen wie Krebs, aber auch Autoimmunerkrankungen wie Systemischer Lupus erythematodes und andere stellen Kontraindikationen für eine klassische Hormontherapie dar. Diese sind individuell mit der Ärztin oder dem Arzt zu besprechen.

b. Angst ist ein schlechter Begleiter: Nicht zuletzt durch die Medien wurden viele Hormontherapien abgebrochen bzw. gar nicht begonnen, dies oft zum Nachteil der Frau. In jedem Fall soll eine Therapie wie die Hormontherapie die Lebensqualität steigern und nicht das Gegenteil durch Angst erreichen. Dies sollte auch das Ziel einer Hormonberatung sein.

Großer Hormonstatus

Die Wiener Schule der gynäkologischen Endokrinologie war immer ein Vorreiter der richtigen Diagnose und Therapie. Um dies zu erreichen, war von Anfang an der Hormonstatus – also die Bestimmung der Hormone aus dem Blut – in Form eines Laborbefunds eine wichtige Voraussetzung. Zur Überprüfung des therapeutischen Hormonspiegels wird immer ein weiterer Hormonstatus nach drei Wochen bis drei Monaten nach Therapiebeginn durchgeführt und damit ein sogenanntes Monitoring. Wenn keine Probleme auftreten, wird zwischen sechs und zwölf Monaten ein wiederholender Hormonstatus, solange eine Hormontherapie durchgeführt wird, empfohlen sowie auch drei Wochen nach einer Therapiepause oder einem Therapieende.

Der „große Hormonstatus" umfasst folgende Hormonbestimmungen:[20]

Schilddrüse:

- TSH (Thyroidea-stimulierendes Hormon) 0,44–3,77 ylU/ml (im Idealfall unter 2,5)
- Freies T4 (Thyroxin) 0,76–1,66 ng/dl
- Freies T3 (Trijodthyronin) 2,15–4,12 pg/ml
- Thyreoglobulin-Antikörper < 33 IU/ml
- Thyreoperoxidase-Antikörper < 28 IU/ml
- TSH-Rezeptorantikörper < 1,75 IU/ml

Weibliche Hormone:

- 17ß-Östradiol (E2)
- Männer 27,1–52,2 pg/ml
- Frauen
  - Follikelphase 26,7–156 pg/ml
  - Ovulationsphase 48,1–314 pg/ml
  - Lutealphase 33,1–298 pg/ml

- Postmenopause –49,9 pg/ml

- Progesteron
  - Follikelphase 0,057–0,893 ng/ml
  - Ovulationsphase 0,121–12,0 ng/ml
  - Lutealphase 1,83–23,9 ng/ml
  - Postmenopause < 0,126 ng/ml
- (17-OH-Progesteron) 0,2–2,9 ng/ml

Männliche Hormone:

- Testosteron

Männer

- 20–50 Jahre 2,5–8,4 ng/ml
- über 50 Jahre 1,9–7,4 ng/ml

Frauen

- 20–50 Jahre 0,08–0,48 ng/ml
- über 50 Jahre 0,03–0,41 ng/ml

- Freies (bioverfügbares) Testosteron 0,02–0,22 ng/ml
- Androstendion
  - Männer < 0,28– ,52 ng/ml
  - Frauen 0,49–1,31 ng/mL
  - Frauen, postmenopausal 0,187–1,07 ng/ml
- Dehydroepiandrosteronsulfat (DHEAS)
  - Frauen:

    10–14 Jahre 0,34–2,80 µg/ml
    15–19 Jahre 0,65–3,68 µg/ml
    20–24 Jahre 1,48–4,07 µg/ml
    25–34 Jahre 0,99–3,40 µg/ml
    35–44 Jahre 0,61–3,37 µg/ml
    45–54 Jahre 0,35–2,56 µg/ml
    55–64 Jahre 0,19–2,05 µg/ml
    65–74 Jahre 0,09–2,46 µg/ml
    > 75 Jahre 0,12–1,54 µg/ml

Trägerprotein:

- Sexualhormon bindendes Globulin (SHBG)
  Frauen (17–50 Jahre) 26,1–110 nmol/l
- Postmenopausale Frauen 14,1–68,9 nmol/l

Hypophysen-/Steuerungshormone:

- TSH (siehe Schilddrüse)
- Luteotropes Hormon (LH)
  - Frauen
    Follikelphase 2,4–12,6 mIU/mL
    Ovulationsphase 14–95,6 mIU/mL
    Lutealphase 1–11,4 mIU/mL
    Postmenopause 7,7–58,5 mIU/mL
- Follikelstimulierendes Hormon (FSH)
  - Frauen
    Follikelphase 3,5–12,5 mIU/mL
    Ovulationsphase 4,7–21,5 mIU/mL
    Lutealphase 1,7–7,7 mIU/mL
    Postmenopause 25,8–134,8 mIU/mL
- Prolaktin 4,8–23,3 ng/ml
- Wachstumshormon (STH) 0,126–9,88 ng/ml

Stresshormone:

- Cortisol
  - Morgen (6:00 bis 10:00 Uhr): 6,24–18,0 µg/dl
  - Abend (16:00 bis 20:00 Uhr): 2,69–10,4 µg/dl
- (11-Desoxycortisol) 0,43–7,56 ng/ml

Knochenstoffwechsel:

- Parathormon intakt 15–65 pg/ml
- 25-Hydroxy-Vitamin D 75–250 nmol/L
  - C-Telopeptid (Crosslaps)
  - Prämenopausal 0,03–0,37 ng/ml
  - Postmenopausal ohne HRT

(Hormontherapie) 0,09–0,44 ng/ml
  - Perimenopausal bzw. postmenopausal unter HRT 0,05–0,32 ng/ml
- Knochenspezifische alkalische Phosphatase
  - Prämenopausal 4,9–26,6 ng/mL
  - Postmenopausal 5,2–24,4 ng/mL
- Aminoterminales Propeptid des Typ I Prokollagens (P1NP)
  - Prämenopausal 20–75 ng/ml
  - Postmenopausal ohne HRT 28–92 ng/ml
  - Perimenopausal bzw. postmenopausal unter HRT 19–82 ng/ml

In der Perimenopause bzw. Prämenopause:

- Beta-HCG (Schwangerschaft) < 5 mIU/mL
- Anti-Müller-Hormon (Fruchtbarkeit)
  - 20–24 Jahre 1,22–11,7 ng/mL
  - 25–29 Jahre 0,89–9,85 ng/mL
  - 30–34 Jahre 0,58–8,13 ng/mL
  - 35–39 Jahre 0,15–7,49 ng/mL
  - 40–44 Jahre 0,03–5,47 ng/mL
  - 45–50 Jahre 0,01–2,71 ng/mL

Vitamine, Spurenelemente und Sonstiges:

- Folsäure 9,53–44,9 nmol/l
- Vitamin B12 145–569 pmol/l
- Calcium 1,16–1,32 mmol/l
- Zink 10,7–17,5 mmol/L
- Selen 50–120yg/L

Tumormarker (optional):

- CA 15-3 (Tumormarker für Brustkrebs) 0–25 kU/L
- CA 125 (Tumormarker für Eierstockkrebs und erhöht bei Endometriose) 0–35 kU/L
- CA 19-9 (Tumormarker für Verdauungstrakt, v. a. Leber,

Bauchspeicheldrüse) 0–27 kU/L

- CEA (Carcinoembryonales Antigen (CEA), Tumormarker für Darm, Leber, Bauchspeicheldrüse und Brustdrüse) 0–3,8 µg/L
- CEA (Tumormarker bei Raucherinnen und Rauchern) 0–5,5 µg/L

Idealerweise ergänzt der Blutbefund der Gesundenuntersuchung den Hormonstatus, vor allem die Leber- und Nierenfunktionen sind hier wichtig.

Auch ein Gerinnungsstatus* ist von Vorteil, um Störungen des Gerinnungssystems vor der Therapie zu erfassen.

Dieser „große Hormonstatus", erweitert um ein komplettes Blutbild und Blutchemie, ist eine gesunde Basis für jede weitere Therapie.

Aktuelle Präparateliste zur Hormonersatztherapie in Österreich

HORMONERSATZTHERAPIE IN ÖSTERREICH							
	PRÄPARAT	**EINHEITEN/ ZYKLUS**		**ÖSTROGENGEHALT**		**GESTAGENGEHALT**	
Kombinationen							
Oral	ACTIVELLE Ftbl.	28		1 mg	Estradiol	0,5 mg	Norethisteronacetat
	FEMOSTON Ftbl.	28	14x	2 mg	Estradiol		
			14x	2 mg	Estradiol	10 mg	Dydrogesteron
	FEMOSTON mite Ftbl.	28	14x	1 mg	Estradiol		
			14x	1 mg	Estradiol	10 mg	Dydrogesteron
	FEMOSTON conti Ftbl.	28		0,5 mg	Estradiol	2,5 mg	Dydrogesteron
		28		1 mg	Estradiol	5 mg	Dydrogesteron
	KLIOGEST Ftbl.	28		2 mg	Estradiol	1 mg	Norethisteronacetat
	TRISEQUENS Ftbl.	28	12x	2 mg	Estradiol		
			10x	2 mg	Estradiol	1mg	Norethisteronacetat
			6x	1 mg	Estradiol		
	VELBIENNE Ftbl.	28		1 mg	Estradiolvalerat	2mg	Dienogest
Trans-dermal	ESTALIS transdermales Pflaster	2x wöchentlich		50 µg	Estradiol/24h	250 µg	Norethisteron-acetat/24h
Östrogene							
Oral	ESTROFEM Ftbl.	28		1mg	Estradiol	-	-
		28		2 mg	Estradiol	-	-
	DUAVIVE Tbl.	28		0,45 mg	Konj. Estrogene	-	-
				20 mg	**SERM:*** Bazedoxifen		
	OVESTIN Tbl.	-		1 mg	Estriol	-	-
Lokal	ESTROGEL Gel	-		0,75 mg pro 1,25 g	Estradiol	-	-
	LINOLADIOL Estradiol Emu.	-		0,1 mg pro 1g	Estradiol	-	-
	OVESTIN Cr.	-		1 mg pro 1 g	Estriol	-	-
Vaginal	REWELLFEM Vaginaltbl.	-		10 µg	Estradiol	-	-
	BLISSEL Vaginalgel	-		50 µg pro 1g	Estriol	-	-
	ESTROKAD Vaginalzpf.	-		0,03 mg	Estriol	-	-
	OVESTIN Ovula	-		0,5 mg	Estriol	-	-
Gestagene							
Oral	AREFAM WKps.	-		-	-	200 mg	Progesteron
	DUPHASTON Ftbl.	-		-	-	10 mg	Dydrogesteron
	UTROGESTAN Kps.	-		-	-	100 mg	Progesteron
Lokal	MIRENA Intrauterinpessar	alle 5 Jahre		-	-	20 µg	Levonorgestrel/24h
Sonstige							
Oral	LIVIEL Tbl.	28		-	-	2,5 mg	Tibolon
	TILORIA Tbl.	28		-	-	2,5 mg	Tibolon

VORSORGE UND PRÄVENTION

Die fruchtbaren Jahre sind vorbei

Ich bekomme gerade von jüngeren, aber auch von Frauen im Wechsel immer wieder dieselbe Frage gestellt: Bin ich noch fruchtbar? Bin ich noch eine Frau? Ich denke, dass hier ein neues Verständnis greifen muss. Die Fruchtbarkeit der Frau ist ein Lebensabschnitt, der wie jeder andere Lebensabschnitt einen Anfang und ein Ende hat und auch so gesehen werden sollte.

Anstrengende Fruchtbarkeit

Für Frauen ab 50 Jahren ist es nicht unbedingt ein Vorteil, fruchtbar zu sein, denn die Fruchtbarkeit bedeutet einen erhöhten Energieaufwand für den Körper. Die Evolution hat den weiblichen Zyklus in Monatsabschnitte getrennt, weil er so weniger Energie verbraucht, als wenn die Frau immer fruchtbar wäre. Wie allgemein bekannt, dauern die fruchtbaren Tage der Frau drei bis fünf Tage – das ist der Eisprung, auch Ovulation genannt. Im Rest des Monatszyklus ist die Frau nicht fruchtbar. Um aber einer eventuellen Befruchtung Folge zu leisten, erhöht sich in der zweiten Zyklushälfte die Körpertemperatur durch das Progesteron um etwa einen Grad Celsius. Diese leichte Erhöhung der Körpertemperatur bedeutet für die Frau einen erhöhten Energiebedarf, der entgegen der häufigen Annahme eine wesentlich größere Bedeutung hat als der Blutverlust während der Menstruation, der weniger schwer ist, als viele Frauen glauben. Nur in sehr seltenen Fällen bei sehr schweren oder langwierigen Blutungen trägt er zum Beispiel zu einem Eisenmangel oder zu körperlicher Schwäche bei. Ein wesentlicherer Faktor ist der hohe Energieverbrauch in der zweiten Zyklushälfte.

Aus diesem Grund bedeutet die Fruchtbarkeit eine gewisse körperliche Belastung, wie sie auch in einer Schwangerschaft der Fall ist. Der Begriff Freiheit für ein neues Lebensgefühl in der Menopause hat hier durchaus Berechtigung. Die Freiheit, die Entlastung von der Fruchtbarkeit, wäre wichtig, um der Frau zu einem neuen Selbstbewusstsein, einer neuen Freiheit zu verhelfen und ihre Persönlichkeit zu stärken. „Ich muss nicht auf die Verhütung achten, ich kann mich frei bewegen, ich kann meine Sexualität frei leben" – all diese Gedanken sollen das neue Selbstbewusstsein stärken.

Späte Schwangerschaften

Die Frage „Bin ich noch fruchtbar?" lässt sich heute mit Laborbefunden relativ gut beantworten. Perfekte Antworten gibt es darauf aber eigentlich keine, denn ich sehe immer wieder in der Praxis, dass oft schon unfruchtbar geglaubte oder befundete Frauen schwanger werden können. Warum? Der Hormonstatus spiegelt letzten Endes nur eine aktuelle Situation wider.

Ein Beispiel: Eine Frau, die schon menopausale Erscheinungen wie Hitzewallungen hat, kommt in meine Sprechstunde. Sie war drei, vier Wochen am Meer auf Urlaub. Der Körper hat sich dort um Jahre regeneriert, obwohl es sich nur um einige Wochen handelte. Die Frau bekam einen Eisprung und wurde schwanger.

Im Urlaub, wenn der Stress wegfällt und man sich gesund ernährt, vielleicht auch mehr Zeit für Sport hat, leisten all diese Faktoren einen wesentlichen Beitrag zur Fruchtbarkeit. Daher ist die Frage der Fruchtbarkeit nicht so einfach zu beantworten. Laborbefunde geben mit einem erhöhten FSH, einem erniedrigten Östradiol oder auch dem niedrigeren Anti-Müller-Hormon zum Großteil nur die aktuelle Situation wieder. Ein stark erniedrigtes

Anti-Müller-Hormon (AMH) hat sich als neuer Hormonparameter in der Einschätzung der Fruchtbarkeit als das verlässlichste Hormon herausgestellt.

Schulmedizin und Alternativmedizin: zielführend im Doppelpack

Mit der klassischen Schulmedizin ist vor allem die klassische Hormontherapie gemeint. Die orthomolekulare Medizin bezeichnet vor allem die Medizin, die hauptsächlich mit Mineralstoffen und Vitaminen arbeitet, und bildet eine Brücke zur echten Alternativmedizin, die primär mit Pflanzen arbeitet. Oft erlebe ich, dass sich eine Entweder-oder-Frage in der Therapie stellt. Entweder man entscheidet sich für eine klassische Hormontherapie oder man nimmt ein Soja-Rotklee-Präparat, um die Hitzewallungen zu lindern. Prinzipiell ist dieser Weg nicht richtig, denn es ist nicht falsch, sondern sogar sehr zu empfehlen, eine klassische Hormontherapie zum Beispiel mit einer pflanzlichen Therapie zu kombinieren. Damit werden möglicherweise weniger Hormone benötigt, um dieselbe Wirkung zu erzielen, die mit einer klassischen Hormontherapie allein erreicht werden könnte.

Dieser Effekt kann auch bei der Schilddrüse eintreten. Oft reicht zum Beispiel bei einer Unterfunktion eine Jodidtherapie und nur manchmal müssen Schilddrüsenhormone oder Hormone in Kombination mit Jodid eingenommen werden. Das Gleiche gilt für das Östradiol: Werden gleichzeitig Östradiol und Soja-Rotklee-Präparate eingenommen, kann es sein, dass weniger Östradiol benötigt wird, um zum Beispiel Schweißausbrüche zu verringern. Daher sollte immer daran gedacht werden, dass es kein Entweder-Oder gibt, sondern eigentlich ein Miteinander. Die klassische Hormontherapie kann durchaus mit Alternativtherapien wie der Phytotherapie kombiniert werden, denn „wer heilt, hat recht“. Dieser alte Spruch gilt in der Medizin immer noch.

Vorsorgeuntersuchungen

Vor jeder Hormontherapie sollte zunächst ein ausführliches Arzt-Patientengespräch stattfinden: Idealerweise kennt die Ärztin oder der Arzt die betroffene Frau, ansonsten ist es wichtig, über die **Anamnese** (Krankheitsgeschichte) Bewusstsein zu schaffen. Die wichtigste Frage ist: „Sind in der Familie Fälle von Brustkrebs aufgetreten?" Um die weiteren Risken zu erfassen, ist eine ehrliche Angabe von Größe und Gewicht und allfälligen Lifestylefaktoren wie Rauchen oder Alkohol wichtig.

Neben dem Gespräch ist auch eine Messung des **Blutdrucks** zu empfehlen, da Östrogene den Blutdruck leicht erhöhen können – besonders wenn schon Bluthochdruck besteht. Dies muss nicht notwendigerweise zum Abbruch einer Hormontherapie führen, sondern unter Umständen nur zu einer Erhöhung der Dosis der blutdrucksenkenden Medikamente.

Eine allgemeine **Gesundenuntersuchung** ist im klassischen Menopausenalter (um das 50. Lebensjahr) in jedem Fall anzuraten. Sie umfasst einen allgemeinen Laborbefund, unter anderem mit Leberwerten (GOT, GPT, GGT) und Werten des Fettstoffwechsels (LDL, HDL, Gesamtcholesterin, Triglyceride).

Die **Mammografie** in Kombination mit einem Ultraschall der Brust (Mammasonografie) ist unter einer Hormontherapie alle zwei Jahre anzuraten und natürlich auch vor Beginn einer Hormontherapie.

Zum Standard gehört schon seit Beginn der Therapie von klimakterischen Beschwerden die **Knochendichtemessung**. Dabei werden die Knochendichte des Oberschenkels und der Wirbelkörper herangezogen. Dieser „Knochenscan" ist nur mit einer minimalen Strahlenbelastung verbunden und hat vor allem den Sinn, eine beginnende Osteoporose rechtzeitig zu erkennen, also bevor es zu Knochenbrüchen kommt. Wesentlich ist jedoch eine zweite Messung nach mindestens einem Jahresintervall: Kommt es in einem Jahr bereits zu einem deutlichen Knochenschwund, dann spricht man von einem „fast loser“, also schnellem Knochenverlust, im Gegensatz zum „slow loser“, wenn also nur wenig Knochendichte in einem Jahr verloren geht. Da die Knochenscanner eine Schwankung von mehreren Prozent aufweisen, sollten beide Messungen, wenn möglich, an ein und demselben Scanner durchgeführt werden.

In den letzten Jahren hat sich auch eine Untersuchung des **Gefäßstatus** als wichtig erwiesen. Er wird zumeist an der Halsschlagader (Carotis-Doppler-Ultraschall) durchgeführt. Eine weitere, relativ neue Technik ist der Ultraschall einer Hirnarterie (Arteria cerebris media), die hinter dem Ohr durchgeführt wird. Sind die Gefäßwände bereits durch Plaques* verdickt, dann ist das „Window of Opportunity“ bereits geschlossen und eine Hormontherapie bringt keine Vorteile mehr.

Ein Ultraschall der **Schilddrüse** kann ebenfalls Sinn machen, besonders wenn bereits eine leichte Unterfunktion der Schilddrüse aus den Laborwerten ersichtlich ist, sowie bei erhöhten Autoantikörpern der Schilddrüse. Im Gegensatz zur klassischen Szintigrafie* ist der Ultraschall leicht durchführbar und weniger aufwendig.

Eine regelmäßige **gynäkologische Kontrolle** muss an dieser Stelle ebenfalls betont werden. Sie sollte neben Ultraschall und Abstrichen auch eine ärztliche Brustuntersuchung inkludieren. Diese Untersuchung sollte auch nach einer Gebärmutterentfernung regelmäßig durchgeführt werden.

Vitamine und Mikronährstoffe

„Zu welchen Vitaminen und Spurenelementen raten Sie mir?“ Eine häufig gestellte Frage, die auch unter Kolleginnen und Kollegen viele Befürworter, aber auch genug Gegner hat. Mit der Supplementierung beschäftigt sich die orthomolekulare Medizin* im Besonderen. In vielen Fällen ist eine Wirkung nicht erwiesen. Zudem gibt es einen jahrzehntelangen Streit um die Wirkung von Vitamin C bei Grippe und viele andere Beispiele.

Eines ist klar: Gibt es einen Mangel an Vitaminen oder Spurenelementen, zum Beispiel Zink, treten Mangelerscheinungen auf, die es zu beheben gilt. Des Weiteren spielen die Vitamine auch eine wichtige Rolle in der Vorsorgemedizin.

In der Menopause verändern sich der Stoffwechsel und auch die Bedürfnisse des weiblichen Körpers: Vitamin D und Calcium sind hier als Knochenbausteine wichtig; Selen hat eine große Bedeutung im Stoffwechsel der Schilddrüsenhormone, fördert es doch die Umwandlung von T_4 (Thyroxin) ist das stoffwechselwirksame T_3 (Trijodthyronin).

Zink ist aufgrund seiner Eigenschaften für die Wirkung der Hormone an den Zellen wichtig. Ohne Zink können viele Hormone, allen voran das Östradiol, nicht an der Zielzelle andocken und damit wirken (Zinkfinger ist wie eine Kupplung an der Zellwand).

Chrom und Q10 sind Stoffwechselturbos und besonders bei Übergewicht zu empfehlen.

Vitamin H und Molybdän sind für Haut und Haare essenziell.

Die Liste lässt sich noch lange fortsetzen; insgesamt kommt es auf die jeweiligen Beschwerden wie zum Beispiel Haarausfall an.

Multivitaminpräparate sind zumeist – die einzelnen Vitamine betrachtet – unterdosiert, aber als Nahrungsergänzung im Allgemeinen vor allem in der kalten Jahreszeit nicht falsch.

Doch können Mineralstoffe nicht nur in Kapselform eingenommen werden – eine kleine Umstellung der Ernährung kann oft mehr Sinn machen. Ich denke hier unter anderem an Jodid, das wichtig für die Schilddrüse ist, insbesondere bei einer Schilddrüsenunterfunktion. Natürlich kann Jodid in Kapsel- oder Tablettenform eingenommen werden, doch auch die Verwendung von extra jodiertem Salz kann die Jodzufuhr ausreichend erhöhen.

Eiweiß und ungesättigte Fettsäuren

Oft werde ich in der Sprechstunde auch nach Shakes, vor allem Proteinshakes, gefragt. Hier kommt es immer auf die Zusammensetzung an: Zuckergehalt, Proteinart (tierisch oder vegan), Prozent des Eiweißanteils (zumeist zwischen 30 und 90 Prozent), biologische Wertigkeit (sollte 100 Prozent sein) sind relevant. Purine sollten nicht enthalten sein, da sie die Nieren schädigen können. Des Weiteren ist auch die Menge wichtig: Zu viel Eiweiß auf einmal kann zur Eiweißfäule im Darm und damit zu Beschwerden führen – außerdem wird dann das Eiweiß vom Darm gar nicht aufgenommen. Eine vermehrte Proteinzufuhr (Faustregel 1 g pro Kilogramm pro Tag) ist zu empfehlen, da dies die Muskulatur fördert und dem Altersabbau der Muskulatur (Sarkopenie) entgegenwirkt. Doch Vorsicht: Eiweißshakes allein ersetzen noch kein Muskeltraining.

Die ideale Eiweißzufuhr stellen die Bausteine des Eiweißes dar: die Aminosäuren. Essenzielle Aminosäuren können viele positive Wirkungen auf den Körper, aber insbesondere auch auf das Hormonsystem haben. So hat zum Beispiel Arginin eine gefäßerweiternde Wirkung, fördert also die Durchblutung, hilft aber gleichzeitig beim Fettabbau und Muskelaufbau, da es die Ausschüttung von Wachstumshormon aus der Hirnanhangdrüse (Hypophyse) fördert, deren Bestandteil Arginin ist.

Eine besondere Stellung nehmen die ungesättigten Fettsäuren ein: Omega-3, so weit das Auge bei den Supplementen reicht, zumeist als Fischölkapseln. Prinzipiell ist alles richtig, doch einfacher und natürlicher ist die Aufnahme von ungesättigten Fettsäuren über die Ernährung, etwa in Form von Lachs oder Olivenöl.

Infusionstherapie und Eisen

Neben der oralen Einnahme hat in der Präventionsmedizin auch die Infusionstherapie mittlerweile Bedeutung erlangt: So hat sich gezeigt, dass eine einzige Infusion mit Ferritin (Speichereisen) die Eisenspeicher für viele Monate auffüllen kann, während eine Therapie mit Eisentabletten auch über viele Monate deutlich weniger Effekt hat. Daher übernimmt bei starkem Eisenmangel sogar die Krankenkasse die relativ hohen Kosten. Aber auch bei unterdurchschnittlichen Ferritinwerten ist eine Ferritininfusion Doping mit einem Naturstoff und ein echter Turbo. Oft treten auch bei leichtem Eisenmangel Ermüdungserscheinungen und Leistungsabfall auf. Nach nur einer Infusion kann sich die Leistung deutlich verbessern. Daher wird dieser Effekt gerne von der Lehrerin bis zur Managerin genutzt.

Ferritin in Kombination mit einer Vitamin-C-Hochdosisinfusion (7,5 g = 7.500 mg) steigert zusätzlich die Aufnahme und Wirkung, da Eisen unter sauren Bedingungen wie Essig in Salaten, aber auch Zitrone bei Fleischspeisen deutlich besser aufgenommen werden kann.

Ein weiteres Vitamin spielt als sogenannter „intrinsischer" Faktor eine wichtige Rolle bei der Eisenaufnahme: Vitamin B12. Es kann wie der gesamte Vitamin B-Komplex infundiert* werden.

Doch was sind die Vorteile einer Infusionstherapie? Die Hauptvorteile liegen zumeist in einer konzentrierten und zeitsparenden Anwendung, einer sicheren Aufnahme und einer weitgehenden Umgehung des Magen-Darm-Traktes. So werden Magen, aber auch Leber geschont, was im Falle von Vitaminen selten relevant ist. Weiters gibt es kein Vergessen oder eine falsche Einnahme, wie es bei Tabletten oft der Fall ist.

Auch Aminosäuren und Mineralstoffe wie Arginin und Magnesium können im Rahmen einer Infusionstherapie verabreicht und darüber hinaus viele andere Mängel ausgeglichen werden.

Phytotherapie

Unter der Phytotherapie im engeren Sinn werden rein pflanzliche Präparate verstanden, die zumeist ohne Rezept erhältlich sind und oft als gleichwertige Alternative zu Hormonen dargestellt werden. Wären diese gleichwertig, dann wären sie auch rezeptpflichtig – jedoch können sie bei leichten Beschwerden Linderung bringen oder aber in Kombination mit Hormonen eine weitere Verbesserung bedeuten.

Prinzipiell unterscheidet die Nomenklatur zwischen der TEM und der TCM: die Traditionelle Europäische (TEM) und die Traditionell Chinesische Medizin (TCM), die ich insgesamt als asiatische Medizin sehe.

Die TEM hat ihre Wurzeln in den Klöstern des Mittelalters und bei Hildegard von Bingen. Für die Menopause sind hier Traubensilberkerze, aber auch der Mönchspfeffer und Primeroseöl die bekanntesten Vertreter.

Phytopräparate

- Traubensilberkerze
- Mönchspfeffer
- Primeroseöl
- Soja
- Rotklee
- Yamswurzel

Die eigentliche TCM umfasst vor allem Kräuter und Pilze, die von Kundigen für die Frau gemischt werden. So sind Soja und Sojaprodukte nicht klassisch, aber sicher der bedeutendste Vertreter und *der* natürliche Östrogenersatz. Die Einnahme und der Verzehr von Soja werden durch seine Metaboliten (Stoffwechselprodukte) auch als Brustkrebsprophylaxe angesehen. Es stimmt, dass in Regionen Chinas, wo sehr viel Soja konsumiert wird, tatsächlich deutlich weniger Brustkrebs auftritt. Leider werden beim Sojaanbau in Drittländern oft viele Pestizide verwendet – daher ist es besonders wichtig, beim Einkauf von Soja auf Herkunft und Qualität zu achten.

Das europäische Pendant ist in diesem Fall der Rotklee; auch dieser gilt als natürlicher Östrogenersatz. Rotklee und Soja werden auch als Kombinationspräparat angeboten.

Homöopathie

Die Homöopathie hat in der Schulmedizin ihren Stellenwert komplett verloren, da Studien gezeigt haben, dass eine Wirkung diverser Mischungen nicht nachweisbar ist. Nach wie vor sind diverse homöopathische Spezialmischungen für die Menopause oft auch in Kombination mit Phytotherapie erhältlich. Ich halte mich an den alten Spruch: „Wer heilt, hat recht." Wenn homöopathische Zubereitungen der Frau im Einzelfall helfen, fehlt mir das Gegenargument.

- Ein Wort zur Akupunktur: Akupunktur gegen klimakterische Beschwerden ist nach heutigem Wissenstand eine von der Schulmedizin anerkannte Methode und kann zur Linderung der Beschwerden wie Hitzewallungen und Schlafstörungen beitragen.
- Hypnose: Auch Hypnose wird von speziell geschulten Ärzten angeboten und erweitert damit die Vielfalt an Alternativangeboten. Auch hier gilt: „Wer heilt, hat recht."

Probiotika

Da Verdauungsprobleme, allen voran der Blähbauch, zum typischen Beschwerdebild der Menopause gehören, möchte ich auch die Probiotika anführen. Probiotika, zumeist Laktobazillen, sind prinzipiell hilfreiche Bakterien, nicht nur für die Verdauung, sondern vor allem auch zur Erhaltung einer gesunden Flora auf der Haut und insbesondere auf den Schleimhäuten. Allerdings erfordert diese Therapieform eine regelmäßige Einnahme, da die zugeführten Bakterienstämme zumeist eine Lebensdauer von 24 Stunden haben und daher eine tägliche Einnahme notwendig ist. Es konnte nachgewiesen werden, dass oral eingenommene Laktobazillen nicht nur positiv auf die Magen-Darmflora wirken, sondern auch die Scheidenflora und damit die Immunabwehr dieser Schleimhaut verbessern.

Ernährung als Basis

Je länger ich in der Medizin tätig bin, desto größer wird der Stellenwert von Lifestyle und hier vor allem der Ernährung: Schon immer war der Leitsatz „Durch gesunde Ernährung lebt es sich besser und länger" im Bewusstsein, doch „Nahrung als Medizin" hatte nur einen faden Beigeschmack. Nicht zuletzt waren auch die wissenschaftlichen Erkenntnisse zum Thema Ernährung vor einigen Jahrzehnten fast ausschließlich dem Cholesterin gewidmet, das – nebenbei bemerkt – mehr von genetischen Faktoren abhängt als tatsächlich vom Lifestyle. So denke ich oft an stark übergewichtige Patientinnen, die sich sowohl qualitativ als auch quantitativ sicher falsch ernähren und trotzdem die schönsten Cholesterin-, Triglycerid- und auch Leberwerte aufweisen.

Doch Nahrungsmittel haben viele gute und auch schlechte Eigenschaften – so sind viele direkt oder indirekt hormonell aktiv. Diese Hormonwirkung wurde als Erstes für die Sexualität entdeckt: die Aphrodisiaka – diese waren in der Tat die ersten Nahrungsmittel, denen eine Wirkung vor allem auf das männliche Hormonsystem zugeschrieben wurde, oft auch fälschlich. Ein berühmtes Beispiel ist der Ginseng, allgemein als Potenzbooster und Testosteron aus der Natur bekannt. In Wirklichkeit enthält Ginseng mehr weibliche Hormone (Östradiol) als männliche. So verhält es sich auch beim Symbol für stimulierende Speisen: Die Auster enthält ebenfalls Östradiol – wahrscheinlich eines der ältesten Lebewesen, das Östradiol produziert –, doch auch viel Zink. Sie erinnern sich: der Zinkfinger, das Bindeglied der Hormonwirkung mit der Zielzelle. Das ist schon einmal ein Erklärungsversuch für die stimulierende Wirkung. Doch Zink kann über Hemmung des Enzyms Aromatase die Produktion von Testosteron stimulieren. Dies gilt zum Teil auch für Ginseng, wobei der rote Ginseng dies am besten kann.

An diesem Beispiel lässt sich erahnen, wie komplex Nahrungsmittel in den Hormonhaushalt eingreifen, ohne selbst Hormone zu enthalten.

Selbstverständlich gibt es genug natürliche Beispiele für Nahrungsmittel, die eine direkte hormonelle Wirkung haben: Östrogene enthalten unter anderem der Granatapfel (vor allem Kerne und Schale), Soja, Rotklee, Bockshornklee und viele andere Gemüse und Kräuter.

Progesteronhaltig sind Karotten, Tomaten, Ananas, Melone, aber auch Yamswurzel und die asiatische Süßkartoffel.

Aromatase: Aus Testosteron wird Östradiol

Bei männlichen Hormonen ist es deutlich schwieriger. Hier spielen vor allem Haferflocken eine wichtige Rolle, ansonsten wurde hier noch wenig geforscht. Bekannt ist auch die Pinie bzw. Schwarzkiefer für ihre testosteronähnliche Wirkung. Um das Testosteron zu stimulieren bzw. die Produktion zu erhöhen, wirken Nahrungsmittel durch Hemmung der Aromatase: Dieses Enzym wird vorwiegend in der Leber und in den Fettzellen gebildet und macht aus dem männlichen Testosteron das weibliche Östradiol. Wird die Aromatase gehemmt, wird mehr Testosteron frei. Gerade wenn es um die weibliche Andropause geht, also das Absinken der männlichen Hormone zumeist einige Jahre nach der Menopause, kann das Wissen um die Hemmung der Aromatase wichtig werden, um die Bildung des körpereigenen Testosterons zu unterstützen. Testosteron schützt den Knochen und das Kollagen, baut Fett ab und Muskeln auf – das sind sehr gute Eigenschaften, besonders in der Postmenopause. Der Erhalt der Muskulatur ist, je älter wir werden, umso wichtiger. Die Sarkopenie, also der altersabhängige fortschreitende Abbau der Muskulatur, kann die Lebensqualität deutlich einschränken, so wird ein Stockwerk oft zu einer großen Alltagshürde.

Aromatasehemmende Nahrungsmittel:

- **Sehr starke Hemmung (Best-of):**
  - Kakao rein (Schokolade hat keine Hemmung)
  - Kaffee

  - Orangensaft konzentriert
  - Zitrone
  - Grapefruit

  - Senf
  - Pfeffer

  - Petersilie
  - Zwiebel
  - Spargel
  - Auberginen
  - Brokkoli
  - Spinat

  - Chicorée
  - Endiviensalat
  - Römersalat
  - Löwenzahnblätter

- **Starke Hemmung:**
  - Grüner Tee
  - Schwarztee
  - Kamillentee
  - Roter Traubensaft je nach Resveratrolgehalt*
  - Bier
  - Rotwein je nach Resveratrolgehalt

- Austern
- Kalbfleisch

- Olivenöl (Oleuropein)
- Sonnenblumenöl (Vitamein E)
- Sanddornöl (Vitamin E)
- Weizenkeimöl (Vitamin e)

- Champignons
- Pilze allgemein
- Selleriestangen
- Karotten
- Kohlrüben und die meisten Rübenarten
- Lakritze
- Honigwabe/Propolis
- Haferflocken

- Brombeeren
- Erdbeeren
- Pfirsiche
- Pflaumen
- Äpfel
- Granatäpfel

- Ingwer rot
- Kurkuma
- Edamer, Gouda, Emmentaler (hoher Eiweißgehalt)

- Kreuzblütler wie Brokkoli, Kohl, Kresse, Wasabi, Meerrettich, Raps, Senf, Rüben wirken durch verstärkten Abbau von Östrogen und eine Aromatasehemmung durch DIM (= 3,3-Diindolylmethan).

- **Bekannte Weine mit hohem Resveratrolgehalt, z. B.**
  - Sauvignon Blanc, Turning Leaf (Modesto, CA)
  - Chardonnay, Woodbridge CA
  - Fume Blanc, Domaine Napa, Napa Valley
  - Chardonnay, Santa Rita, Casablanca Valley, Chile
  - Champagnertrauben

- **Schwache Hemmung:**
  - Tabak
  - Noni (Frucht des Nonibaums, Gattung Morinda)
  - Obst wie Birnen, je nach Catechingehalt*
  - Malventee
  - Mangostan

- **Keine Hemmung**
  - Schokolade
  - Tomate
  - Kartoffel

Aus heutiger Sicht ist der Erhalt einer guten Lebensqualität nicht zuletzt durch bewusste, um nicht zu sagen hormonbewusste Ernährung in den Vordergrund gerückt. Die OECD (Organisation für wirtschaftliche Zusammenarbeit und Entwicklung) beschreibt Mitteleuropa als relativ langlebig, aber ab dem 50. Lebensjahr sind viele der langlebigen Mitteleuropäerinnen und Mitteleuropäer krank. Die OECD spricht von gesunden Lebensjahren (healthy lifeyears) – das heißt statt zum Beispiel 80 Jahren nur 50 gesunde Lebensjahre, da die Menschen bereits ab dem 50. Lebensjahr chronisch krank sind.

Die Hauptursache liegt beim deutlichen Übergewicht der Bevölkerung, vor allem in der zweiten Lebenshälfte. Und da sind wir wieder bei der Aromatase: Sie wird durch das eigene Fett vermehrt produziert und steigert die Fettbildung. Neben dem eigenen Fett ist vor allem Alkohol ein Treiber der Aromatase.

Strategien gegen Gewichtszunahme im Wechsel

Jeder Mensch, ob er will oder nicht, nimmt pro Jahr altersbedingt ein halbes Kilo bis ein Kilo Körpergewicht zu, da der Stoffwechsel langsamer wird. Daher ist der Spruch „Ich esse immer dasselbe und nehme zu" leicht erklärt: Wenn Sie mit 50 Jahren dasselbe essen wie mit 40, dann sind das von Natur aus fünf bis zehn Kilo, mit 60 Jahren bei einem solchen Zehnjahresrückblick sind es sicher schon eher zehn als fünf Kilo und so weiter. Daher plädiere ich für eine altersentsprechende, aber auch für eine genderspezifische Ernährung.

Gerade das Thema Übergewicht ist in meiner Menopausensprechstunde mit Abstand das Thema Nummer eins, und da viele Frauen über sehr starke Gewichtszunahme in den letzten Jahren klagen, versuche ich, ein Bewusstsein für diese Rahmenbedingungen wie die Veränderungen des Stoffwechsels zu schaffen.

Der Plan

„Herr Doktor, ich fühle mich viel zu dick und möchte unbedingt abnehmen", fällt Doris V. mit der Tür ins Haus, als sie in meine Sprechstunde kommt. Diesen Wunsch höre ich täglich mehrmals. Es ist ein wichtiger Satz, denn er zeigt die richtige Einstellung. Ich denke hier an die Kaskade Wissen – Einstellung – Verhalten: Neben dem Wissen und oft auch der richtigen Einstellung scheitert es häufig am entsprechenden Verhalten, doch hier die gute Nachricht: Verhalten kann durch Training verändert werden; einfacher gesagt, der Mensch ist ein „Gewohnheitstier" und gewöhnt sich zum Beispiel an ein frühes Abendessen.

Doch gehen wir zurück zur begonnenen Sprechstunde. Meine erste Frage an die Frau ist meistens: „Was wäre denn Ihr Wunschgewicht?" Zumeist handelt es sich um zehn bis 20 Kilogramm Gewichtsverlust, die angestrebt werden. Doris V. möchte gerne 15 kg abnehmen. Bei einem medizinisch vertretbaren Gewichtsverlust von einem bis zwei Kilogramm pro Woche kann zumeist von einem Sechs- bzw. Zwölf-Wochenprogramm ausgegangen werden. Diese Zeit soll aber nicht nur zur Gewichtsabnahme, sondern vor allem auch der Veränderung des Essverhaltens genutzt werden.

Zur Beurteilung des Stoffwechsels und der hormonellen Situation (Peri-, Meno- oder Postmenopause) ist eine Blutlaboranalyse immer anzuraten. Aus dieser lassen sich dann zumeist neben allgemeinen Empfehlungen auch individuelle Therapien und Ernährungsempfehlungen ableiten.

In unserem Beispiel sind zwei Werte eines insgesamt postmenopausalen Status auffällig: erhöhtes TSH und erhöhtes Cholesterin.

Neben der Einstellung der leichten Unterfunktion mit Schilddrüsenhormon ist bei Schilddrüsenunterfunktion der Verzicht auf das Abendessen zur Gewichtsabnahme wenig effizient, sodass andere Ratschläge wie kleinere Portionen insgesamt besser wirken.

Erhöhtes Cholesterin kann zwar genetisch bedingt sein, ist aber oft eine Folge eines Kohlehydratüberschusses. Eine Umstellung auf langkettige Kohlehydrate wie Gemüse statt Obst, weniger Brot und Nudeln sowie natürlich Zucker sind unheimliche Turbos. Low Carb scheint mir daher eine der effektivsten Diäten und hat deshalb schon viele Namen und Ansätze bekommen wie Keto- oder Eiweißdiät, wo allerdings in erster Linie weniger schlechte Kohlehydrate gegessen werden.

Die Low-Carb-Methode und ihre Derivate haben zwei Nachteile: Erstens kommt es zu einem Abfall der guten Laune, da der Serotoninstoffwechsel, also unser Glückshormon, unter dem Zucker- bzw. Kohlehydratentzug leidet, und zweitens gibt es dann noch den Jojo-Effekt, der bei Low Carb relativ stark sein kann.

Friss die Hälfte oder Intervallfasten

Die einfachste Methode ist, gerade in der Menopause an der Quantität zu arbeiten und die Qualität etwas in den Hintergrund zu rücken. Das heißt natürlich nicht, sich von Junkfood zu ernähren, sondern gesund und qualitativ möglichst hochwertig zu essen, aber sich auf die Menge zu konzentrieren. So sind zwei Magerjoghurts mehr als ein normales Joghurt und zwei große Forellen mehr als ein Stück Fleisch.

Ich glaube, viele haben schon versucht, weniger zu essen, doch das funktioniert nicht ohne Plan. Sich den ganzen Tag einreden zu müssen „ich muss heute weniger essen“ macht Stress und bringt zumeist wenig.

Ein Plan kann durch Intervallfasten und einfache Regeln jedoch wahre Wunder wirken. So kann man sich zum Beispiel vornehmen, bei einer Einladung maximal zwei Brötchen und ein Glas Sekt zu konsumieren anstatt so viel wie möglich.

Intervallfasten selbst hat viele Gesichter: vom Dinner Cancelling bis zur „Ludwigdiät“, also nur jeden zweiten Tag zu essen. Interessant finde ich die 16:8-Regel mit 16 Stunden Fasten und acht Stunden Essen. Eine späte Abendmahlzeit kann einen Tag Fasten aufheben und zur Gewichtszunahme führen. Durch diese werden viele Hormone in der Nacht blockiert und der Körper verliert nicht nur kein Gewicht, sondern regeneriert sich auch deutlich schlechter.

Daher ist gerade in der Menopause und bei oft bestehenden Schlafbeschwerden das Abendessen besonders zu beachten: nicht zu spät und nicht zu schwer.

Doris V. hat ein Weilchen gebraucht, bis sie die für sie passende Diät gefunden hat. Sie hat sich letztendlich für das Intervallfasten entschieden und in Kombination mit mehr Bewegung tolle Erfolge erzielt.

„Ich nehme immer mehr an Gewicht zu, obwohl ich dreimal in der Woche ins Fitnesscenter gehe.“ Das lässt mich jedes Mal etwas schmunzeln. Sport ist in jedem Fall ein guter Begleiter in der Menopause, denken Sie an Brustkrebs oder die Sarkopenie. Im Falle der Gewichtskontrolle wird er zumeist überschätzt. So hat der Vitamin-/Proteinshake oder gar eine gezuckerte Limonade im Fitnesscenter den Kalorienverbrauch von zumeist nicht mehr als 400 Kalorien für eine Sporteinheit sofort zunichte gemacht.

Eine skandinavische Studie zum Thema Nordic Walking, das noch vor einigen Jahren sehr „in“ war, hat gezeigt, dass regelmäßiges Walking bei den meisten Frauen gemessen nach ein und zwei Jahren zu einer Gewichtszunahme zwischen drei und fünf Kilo führte. Ich denke, das liegt am fehleingeschätzten Kalorienverbrauch.

Die neuen Wunderwaffen für das Wohlfühlgewicht

APPS

Die Gesundheitsapp – ich nenne sie die „Schrittzählerapp“ – hat sich bereits durchgesetzt, meine Patientinnen berichten immer wieder von 5.000 Schritten und mehr. Doch genauso wichtig ist eine Ernährungsapp wie zum Beispiel Yazio. Der eigentliche Nutzen von Yazio und ähnlichen Apps sind Ernährungsprotokolle, um die eingenommene Tageskalorienmenge aufzuzeichnen. Dies ist leider lebensfremd, da meistens die vielen Kleinigkeiten wie ein Stück Schokolade fehlen und auch die Mengenangaben nur geschätzt werden können (außer bei Fertigprodukten). Doch diese Apps können uns viele Fehleinschätzungen zeigen, zum Beispiel, dass ein Hühnerei auch 50 bis 70 Kalorien hat. Ich empfehle daher, die typischen Mahlzeiten mit einer entsprechenden App zu analysieren, denn es gibt viel zu entdecken, zum Beispiel, dass schwarzes Brot wie Vollkornbrot mehr Kalorien hat als Weißbrot und vieles mehr. „Ich esse nur Vollkornbrot“, ist ebenfalls ein nicht wegzudenkender Satz bei Gesprächen über Ernährung. Dieses enthält sicher mehr Ballaststoffe, aber fast mehr Kalorien als Weißbrot. Auf die Menge kommt es an.

Inositol und Metformin

Inositol stabilisiert wie Metformin den Blutzucker, beide sind schon lange in der Therapie des Altersdiabetes (Diabetes mellitus Typ II) bekannt. Als *die* Anti-Aging-Substanz wird vor allem Metformin in den USA seit rund zehn Jahren gefeiert, um die „Verzuckerung“ des Körpers zu reduzieren.

Genau genommen geht es um den PPAR-Gamma-Rezeptor* an den Fettzellen. Dieser wird, je älter wir werden, natürlich auch unempfindlicher gegen sein Kopplungshormon, das Insulin. Metformin erhöht die Empfindlichkeit an der Zielzelle durch Stimulierung dieser Rezeptoren und der Blutzucker wird besser reguliert.

Oft höre ich die Fragen: „Bekomme ich jetzt Diabetes? Schädige ich meine Bauchspeicheldrüse?“ Weder Diabetes noch Schädigungen der Bauchspeicheldrüse können auftreten; allerdings gibt es eine dosisabhängige Unverträglichkeit, die mit Übelkeit und Bauchkrämpfen auftreten kann. Wird die Dosis reduziert, verschwinden zumeist die Beschwerden.

International ist es üblich und auch anzuraten, einen Provokationstest auf Glukose durchzuführen. Wichtig dabei ist nicht nur die Bestimmung des Nüchternblutzuckers und nach Einnahme von 75 g Glukose, sondern auch die gleichzeitige Bestimmung von Insulin und des HOMA-Index*. Ist der HOMA-Index erhöht, dann besteht eine Insulinresistenz – nichts anderes, als dass die Rezeptoren unempfindlicher geworden sind.

Die einfachste Möglichkeit, diese Empfindlichkeit wieder zu erhöhen, ist Fasten.

Die F.X. Mayer-Diät

Die F.X. Mayer-Diät besteht im Wesentlichen aus einer Verringerung der Kalorienaufnahme und gleichzeitig (durch eine Bittersalzlösung) vermehrter Ausfuhr. Dies führt in kurzer Zeit zu spürbarem Gewichtsverlust. Viele moderne Wellnesseinrichtungen und Gesundheitshotels bieten diese Kuren an. Schon nach wenigen Wochen kann der Erfolg auf der Waage gemessen werden. Blutuntersuchungen und Ernährungsberatungen runden das Programm ab.

Für die Gewichtszunahme gerade bei menopausalen Frauen kann eine solche Kur eine Gewichtsreduktion bringen – eine nachhaltige Ernährungsumstellung, vor allem, was die Menge betrifft, ersetzt sie freilich nicht.

Liraglutid

Abnehmen mit dem natürlichen Sättigungshormon: Liraglutid entspricht dem natürlichen Sättigungshormon GLP-1, befreit von Sättigungsreizen und macht schneller satt. Daher werden weniger Kalorien aufgenommen. In der Diabetesbehandlung werden Liraglutid und sein Vorläufer schon länger angewendet. Studien zeigen einen Gewichtsverlust von 10 Prozent in fünf Monaten.

Mit einem Pen wird täglich eine Dosis Liraglutid unter die Haut gespritzt.

Mögliche Nebenwirkungen sind vor allem Übelkeit – hier muss die Dosis reduziert werden. Liraglutid ist nur gegen ärztliche Verordnung in der Apotheke erhältlich.

Stoffwechselhormone

Die „Cura romana", also die Anwendung des Schwangerschaftshormons zur Gewichtsreduktion, ist eine der ältesten Hormontherapien zu diesem Zweck und wurde in den 1960er-Jahren vom englischen Arzt Simeon das erste Mal angewendet.

Der Name entstammt der römischen Cinecittà, da diese Kur in den 1960er- und 1970er-Jahren von vielen Schauspielerinnen und Schauspielern im römischen „Hollywood" benutzt wurde, angeblich auch von dessen Star Marcello Mastroianni.

Prinzipiell stimuliert HCG (humanes Choriongonadotropin) vor allem die männlichen Hormone, die das Fett abbauen, sowie die Schilddrüse. In Kombination mit einer kalorienarmen Diät kann nicht nur Gewicht, sondern vor allem der Fettanteil reduziert werden.

Wie bei allen Hormonkuren wird der Abnehmeffekt durch Alkohol deutlich verringert, wenn nicht sogar aufgehoben.

Wachstumshormon

Das somatotrope Hormon (STH) ist nach der Pubertät nicht mehr für das Wachstum, vor allem das Längenwachstum der Knochen, zuständig. Dafür kann es Fett abbauen und Muskeln aufbauen.

Dieser Effekt wurde besonders im Doping geschätzt und dadurch bekannt gemacht.

Weiters werden dem Wachstumshormon Anti-Aging-Eigenschaften nachgesagt. Erwiesen ist die muskelaufbauende Wirkung, die dem Altersabbau der Muskulatur (Sarkopenie) entgegenwirkt.

Bei falscher Dosierung können Muskelschmerzen, Flüssigkeitsansammlungen und andere Probleme auftreten, auch sind individuelle Unverträglichkeiten bekannt. Daher ist bei dieser – wie bei fast allen Hormonkuren – eine ärztliche Begleitung erforderlich.

Die Balance der Hormone ist auch für das Körpergewicht entscheidend.

Warum Abnehmen in der Menopause (bei Übergewicht) sinnvoll ist:

- Es reduziert das Brustkrebsrisiko.
- Es reduziert Kreislaufprobleme, von Wallungen bis zum Bluthochdruck.
- Es schont die Gelenke.
- Es spart Geld (Garderobe).

Auf dem Weg zu einem neuen Lebensgefühl[21]

Die weiblichen Ängste und ihr volkswirtschaftlicher Nutzen

Die Ängste der Frauen mit einem volkswirtschaftlichen Nutzen in Verbindung zu bringen, ist aus Sicht der Frauenärztin oder des Frauenarztes sehr zynisch. Die WHI-Studie und die Diskussion über die Hormontherapie und den Brustkrebs haben natürlich zu einem deutlichen Rückgang der Hormontherapie und zu einer starken Verunsicherung der Frauen im Hinblick auf die Hormontherapie geführt. Ich selbst habe vielen Frauen erst ihr individuelles Risiko erklären müssen, damit sie überhaupt auf die Idee einer Hormontherapie kommen und dann eine Hormontherapie nicht selbstständig abbrechen, ohne dies zuvor mit mir zu besprechen.

Das Brustkrebsrisiko selbst wurde bereits im Kapitel über die Hormontherapie besprochen. Hormone als Therapie der Menopause sind jedoch durchaus wissenschaftlich akzeptiert und werden daher auch von den Krankenkassen zum Großteil übernommen. Das war bereits in den Anfängen der Menopausentherapie in den 1990er-Jahren und davor in den USA der Fall. Mit den Studien zu Beginn des neuen Jahrtausends um 2004 und dem starken Rückgang der Therapie war natürlich tatsächlich ein gewisser volkswirtschaftlicher Nutzen zu spüren, indem die Kassen weniger Geld für Hormontherapie bezahlen mussten. Alternative Therapien wie Soja-Rotklee-Präparate werden allerdings nach wie vor nicht von den Kassen übernommen. So hat man aus diesen Ängsten, zynisch gesagt, einen volkswirtschaftlichen Nutzen gezogen, und zwar – so denke ich – zum Nachteil der Frau.

Daher ist es mir ein wichtiges Anliegen, in diesem Buch aufzuklären, dass eine Hormontherapie natürlich im Einzelfall das Brustkrebsrisiko erhöht. Es ist sehr wichtig, um welche Hormone es sich handelt, wie lange die Hormone eingenommen werden – fünf oder zehn Jahre oder länger – und vor allem in welchem Alter sie eingenommen werden. Die zentrale Frage sollte jedes Mal lauten, wie viele Brustkrebsfälle es im engsten Familienkreis gibt. Wenn es mehr als zwei Fälle gibt, dann ist jede Hormontherapie sehr stark zu hinterfragen. Wenn es diese nicht gibt und auch der Lifestyle in Ordnung ist, ist das Brustkrebsrisiko deutlich geringer als zum Beispiel bei leichtem Übergewicht, das ein höheres Risiko für die Frau birgt als eine klassische Hormontherapie.

Auf der Suche nach dem Superdoc

Viele Frauen hoffen, den „Superdoc“ zu finden – den gibt es zwar in romantischen Filmen, aber nicht in der Wirklichkeit. Der beste Arzt oder die beste Ärztin wird oft in Journalen gewählt, doch hier wird Medizin mit Klamauk verwechselt. So sind ein gutes Arzt-Patientenverhältnis und eine erforderliche Empathie der Ärztin oder des Arztes wichtige Voraussetzungen um zu einem komplexen Beschwerdebild der Menopause zu gelangen.

Die Kraft der Natur in Form von Kräutern und anderen Aspekten ist faszinierend und deren Weiterentwicklung zu Medikamenten ebenso. Dies sollte jedoch nicht dazu führen, strikt eine Linie zwischen zum Beispiel traditioneller europäischer Medizin und der klassischen Hormontherapie zu ziehen, sondern sich vielmehr das Beste aus beiden Welten zu holen: So ist eine Kombination einer Hormontherapie mit Sojapräparaten sehr zu empfehlen. Lassen Sie sich also nicht in die Naturgruppe oder die Hormongruppe einteilen, sondern nützen Sie nach Möglichkeit beides.

Diese Einstellung wird von den meisten Ärztinnen und Ärzten geteilt; allerdings gibt es auch in der Kollegenschaft Natur- und klassische Hormontherapeutinnen und -therapeuten.

Der auserwählte Superdoc muss jedenfalls das gesamte Beschwerdebild erfassen und eine geeignete individuelle Therapie gemeinsam mit der Frau finden.

„Der beste Plan kann scheitern." Oft denke ich an diesen Satz Machiavellis, denn die Therapie der Menopause birgt auch Überraschungen – sowohl positive als auch negative. So kann eine Therapie Unverträglichkeiten zeigen, zum anderen aber auch viele Beschwerden in einem Zug deutlich lindern oder gar zum Verschwinden bringen.

In der besonderen Situation vieler Frauen in der Menopause sollte der Superdoc die positiven Aspekte der Menopause der Frau bewusst machen, denn dies ist eine Zeit der Veränderung und Veränderung braucht Mut. So kann zum Beispiel ein Wechsel des Arbeitsplatzes viele neue Impulse bringen.

Die Menopause bringt eine neue Freiheit für die Frau. Oft entfällt der Druck der Kindererziehung und -betreuung und im Weiteren auch einiger finanzieller Druck. Insgesamt hat frau mehr Zeit für sich und ihre Interessen. Die Sexualität kann – ohne Rücksicht auf Verhütung – neu gelebt werden.

Also kann die Menopause als Chance gesehen werden, eine neue Freiheit zu erlangen, und damit ein positives Lebensgefühl bringen. Abseits der Beschwerden kann dies viele neue positive Entwicklungen bringen, wie ein neues Hobby, mehr Zeit für Freundinnen und Freunde und den Partner.

Fitness in der Menopause: Health is the new wealth

Leider bewegen sich die meisten Menschen ab Eintritt ins Berufsleben weniger als in der Jugend; zum Zeitpunkt der Menopause noch weniger. Häufig wird auch sportliche Aktivität wie mit dem Hund spazieren zu gehen oder Gartenarbeit überschätzt. Diese Fehldeutung von „gesundem Sport" ist für die Frau kein Vorteil. Um gesunden Sport zu betreiben, sollen sich Frauen für sich Zeit nehmen und sich zum Beispiel dreimal in der Woche eine Stunde dafür reservieren. Darüber hinaus mit dem Hund spazieren zu gehen, stellt einen Extrapunkt dar.

Auch körperliche Arbeit ersetzt keinen Sport – Sport soll fit machen, zerstreuen und entspannen.

Eine der häufigsten Freizeitsportarten beschränkt sich auf die Mitgliedschaft in einem Fitnesscenter. Besonders zu Beginn wird hier eifrig trainiert, oft dreimal die Woche, und es passieren immer die gleichen Fehler: Zum einen wird die Anzahl der verbrauchten Kalorien überschätzt und zum anderen wird weder ein Trainer noch ein Trainingsplan zu Rate gezogen bzw. verwendet. So bleibt der erhoffte Trainingseffekt aus – viele nehmen sogar durch unnötige Shakes und Proteinriegel Gewicht zu und verlieren dadurch weiter an Fitness.

In vielen Fällen kommt es durch falsches Training und Ausrüstung in weiterer Folge zu Verletzungen und dann war es das für die nächsten Monate. Daher rate ich dringend, Trainerstunden zu nehmen und nach einem individuell erstellten Trainingsplan zu trainieren.

Natürlich hilft eine ausreichend intensiv ausgeübte Sportart auch beim Kalorienverbrauch, doch wird dieser überschätzt. Spitzensportler haben strenge Diäten und die wenigsten können auf diese verzichten.

Durchschnittlicher Kalorienverbrauch einer rund 70 kg schweren Person

◆ **Sportart**	◆ **Energieumsatz pro Stunde**
▹ Skilanglauf, hügeliges Gelände, hohes Tempo	▹ 1120
▹ Joggen, 12 km/h	▹ 840
▹ Brust/Kraulschwimmen hohes Tempo	▹ 640
▹ Ballspiele wie Fußball etc.	▹ 560
▹ Walking	▹ 560
▹ Skilaufen, Ebene, mittlers Tempo	▹ 550
▹ Brust/Kraulschwimmen mittleres Tempo	▹ 480
▹ Tennis	▹ 440
▹ Alpinskifahren	▹ 420
▹ Radfahren, 15–18 km/h	▹ 400
▹ Krafttraining	▹ 380
▹ Eislaufen	▹ 330
▹ Wandern, hügeliges Gelände	▹ 320
▹ Snowboard	▹ 300
▹ Radfahren, 8–12 km/h	▹ 260
▹ Rodeln	▹ 240

Quelle: de.statista.com

Den sportlichen Kampf gegen das Übergewicht gewinnt frau in der Küche – der Sportplatz oder das Fitnesscenter ist wieder nur ein Extrapunkt. Allerdings spreche ich hier vom Gewicht. Körperliche Aktivität, das zeigen ganz neue Studien, stärkt nicht nur den Körper, sondern auch den Geist. So ist gerade in der Menopause eine Alltagsbeschwerde der Gedächtnis- oder besser Merkverlust. Vielen Frauen (und Männern) fallen oft Namen nicht ein und Gespräche verlaufen ungefähr so: „Du, gestern habe ich den ... getroffen, na, du weißt schon, wen ich meine ..." „Der schaut aus wie in dem Film gestern, na, du weißt schon ..." – Hier kann Sport tatsächlich helfen. Er verbessert nicht nur die Durchblutung, sondern auch die Konzentrationsfähigkeit.

Sport bei menopausalen Beschwerden

Aufgrund meiner langjährigen Erfahrung kann ich hier an erster Stelle intensiven Ausdauersport empfehlen. Mit dem Wort „intensiv" meine ich Sport in der altersentsprechenden Trainingsherzfrequenz, was sicherlich ein wenig anstrengend, aber dafür lohnend ist. Bleibt frau unter einer gewissen Intensität – also in der sogenannten Komfortzone –, dann werden die Beschwerden, insbesondere die häufigen Hitzewallungen und Schweißausbrüche, vielleicht sogar mehr statt weniger.

In jedem Fall sollte Sport auch Spaß machen und Spaß macht es, wenn sich ein gewisser Erfolg einstellt.

Spa und Menopause

Eine moderne Art der Freizeitbeschäftigung ist das SPA – „Salus per Aquam". „Gesund durch Wasser" war ja bekanntermaßen schon bei den Römern „in".

Neben dem klassischen Schwimmbad stehen warme Thermalbäder und Whirlpools im Zentrum riesiger Freizeitanlagen. Massagen und Sauna runden das Angebot ab. Für die klimakterischen Beschwerden kann vor allem die klassische Sauna empfohlen werden. Diese trainiert unser Temperaturempfinden und stärkt die Immunabwehr. Doch auch hier gilt wie beim Sport: Nur regelmäßige Saunagänge mit einer gewissen Intensität bringen Erfolg und können zu einer Linderung der Beschwerden führen.

An dieser Stelle ist auch das Kneippen anzuführen – Kneippkuren können ebenfalls eine Hilfe bei starken Beschwerden sein. Wechselduschen, das heißt abwechselnd kalt und heiß, waren die ersten heißen Tipps in der alternativen Therapie der Menopause und das war nicht falsch.

Ausdauersport oder Kraftsport

Ausdauersport ist gegen klimakterische Beschwerden der eindeutige Sieger. Allerdings ist Kraftsport – mit Eigengewicht oder Gewichten und Geräten – gegen die Langzeitfolgen ebenfalls zu empfehlen. Mit Langzeitfolgen ist der altersentsprechende natürliche Knochen- und Muskelschwund gemeint. Nicht nur der Muskel, auch der Knochen reagiert auf eine Gewichtsbelastung, indem er stärker wird und an Masse zunimmt. So leiden Astronautinnen und Astronauten durch die fehlende Schwerkraft oft schon nach einigen Monaten im All unter starker Osteoporose, die sich – zurück auf der Erde – relativ schnell wieder zurückbildet. Eine ausreichende Vitamin-D- und Kalziumzufuhr ist eine Voraussetzung, doch ohne entsprechende Gewichtsbelastung ist die Osteoporose nicht aufzuhalten.[22]

Ernährung und Anti-Aging

Das Modewort „Anti-Aging“ – das immerhin besser ist als Altersmedizin und dergleichen – sollte spätestens mit Beginn der Menopause ein Thema sein: Hier beginnt ein neues Denken. Aus der Distanz der Beobachterin oder des Beobachters betrachtet, umfasst die Menopause mit anschließender Postmenopause gut die Hälfte des Lebens der Frau. Kurz gerechnet: Mit ungefähr 50 Jahren erfolgt der Eintritt der Menopause, ein Jahr später die Postmenopause, die bis zum Ende des Lebens andauert. Bei der heutigen Lebenserwartung der Frau (90 Jahre) sind das also 40 Jahre. Wird die Perimenopause, die rund fünf Jahre dauert, dazu addiert, sind wir schon bei genau der Hälfte. Tritt die Menopause früher ein bzw. lebt Frau länger als der Durchschnitt, ist die Menopause der längste Lebensabschnitt. Die Natur hat wahrscheinlich vorgesehen, mit 50 die reproduktive Phase abzuschließen, dies bedeutet aber auch die Verringerung der Geschlechtshormonproduktion.

Wie wir heute wissen, spielen die Geschlechtshormone wie Östradiol, aber auch Testosteron nicht nur eine zentrale Rolle bei der Fortpflanzung und damit im weiblichen Zyklus, sondern auch bei vielen anderen Stoffwechselvorgängen, wie zum Beispiel im Knochenstoffwechsel oder beim Feuchtigkeits- und Flüssigkeitshaushalt von Haut- und Schleimhäuten. Man denke nur an das trockene Auge (Sicca-Symptomatik).

Doch gehen wir zurück zum „Anti-Aging"-Gedanken und einem Ort in Italien, der als Modell dafür gilt: Campodimele.

Campodimele

Campodimele ist ein italienischer Ort, der zwischen Rom und Neapel auf Hügeln liegt, aber nicht an der Küste, sondern im Landesinneren. Er ist unter Ant-Aging-Spezialistinnen und -Spezialisten schon sehr lange bekannt – man nennt ihn auch das Dorf der Hundertjährigen.

Es gibt über Campodimele zahlreiche Studien etwa über Blutdruck oder günstige Blutfettwerte. Das Durchschnittsalter der Bewohner beträgt 95 Jahre und interessanterweise werden nicht nur die Frauen, sondern auch die Männer sehr alt. Campodimele ist in diesem Sinn der einzige Ort der Welt, den die Wissenschaft kennt, wo Männer und Frauen etwa gleich alt und vor allem sehr alt werden. Hierzu hat die Weltgesundheitsorganisation WHO eine eigene Anti-Aging-Forschungsstation eingerichtet. Auch zahlreiche Bücher berichten von den Besonderheiten Campodimeles.

Im Fokus steht ein berühmtes Geheimnis, denn es war immer unklar, warum gerade hier in Campodimele die Menschen so alt werden. Genauer betrachtet ist das Dorf allerdings ein Musterbeispiel für guten Lebensstil und Anti-Aging. Ich habe zu diesem Zweck vor einigen Jahren Campodimele besucht und konnte Gespräche führen, vor allem mit dem Dorfwirt, der in seinem Restaurant La Ruella lokale Speisen serviert. Auffällig ist zum Beispiel eine Art Eintopf mit Kichererbsen, Fisch und Tomaten, eine absolut gesunde Speise. Olivenöl, Wein und Wasser werden konsumiert, wobei das Wasser aus einer eigenen Quelle stammt.

Man entdeckte, dass biogene Amine* in den Speisen stark vertreten sind. Biogene Amine oder Polyamine, die wir jetzt unter dem Namen Spermidin kennen, scheinen ein wesentliches Geheimnis für das Anti-Aging und das Altwerden der Menschen in Campodimele zu sein.

Spermidin

Wo gibt es überall diese Polyamine bzw. nach neuerer Terminologie das Spermidin? Wesentlich ist Gemüse, auch in Milchprodukten, Käse, Fisch, Grapefruit, Sauerkraut und anderen fermentierten Lebensmitteln, Mais, Bohnen, Weizen, Pilzen, Soja etc. kommt es vor. Beim Weizen wäre ich allerdings vorsichtig, denn es geht hier eigentlich mehr um die Weizenkeimlinge und um speziellen Weizen, den sogenannten Grano duro. Das ist eine Hartweizenart, die Spermidin in großer Zahl beinhaltet. Die Mittelmeerdiät, die erste gesunde Diät, die gegen Herzinfarkt und lipidsenkend wirkt, wurde bereits in den 1960er- und 1970er-Jahren des vorigen Jahrhunderts gehypt. Ihr wurde nachgesagt, dass sie durch ungesättigte Fettsäuren im Olivenöl und Resveratrol im Wein eine gesunde Ernährung darstellt.

Spermidin hat in der Zelle eine Funktion und führt die Zellen in die Apoptose, den programmierten Zelltod. Wenn dies nicht passiert, dann altern wir, das heißt die Zellen sterben, es müssen neue gebildet werden, um dem Alter entgegenzuwirken. Zellerneuerung sollte laufend stattfinden. Aus Tierversuchen weiß man, dass Spermidin das Leben tatsächlich deutlich verlängern kann.

Top-Nahrungsmittelquellen für Polyamine

Nahrungsmittel	Portion in Gramm	Polyamine mg/Portion
Frischer Grapefruitsaft	200	19,5
Orangensaft	200	17,0
Sauerkraut	80	14,6
Orange	110	14,0
Krabbe, konserviert	75	9,2
Mais	100	5,1
Grüne Erbsen	100	4,6
Pfirsich	100	3,0
Sojabohnen, gekocht	190	1,7
Kartoffel, gekocht	150	1,64
Grüner Paprika	30	1,64

Insgeheim weiß man natürlich, dass auch die Südländer nicht nur von Olivenöl und Wein leben, sondern vor allem von Pasta, Suppen, Fisch und Brot. Spermidin ist im Brot, aber auch in anderen Nahrungsmitteln beinhaltet. Es scheint tatsächlich der Schlüssel der Mittelmeerdiät zu sein, um das Leben zu verlängern.

In Campodimele fällt jedenfalls die Cicerchia-Bohne auf, die besonders viel Spermidin enthält und einen Schlüssel für das lange Leben in Campodimele darstellt. Gemüseeintopf, selbst gebackenes Brot aus Grano duro und andere Gerichte tragen ebenfalls dazu bei. Nebenbei bemerkt, habe ich bei meinen Recherchen auch vom Wirt erfahren, dass es in der Nähe keinen Supermarkt, sondern nur eigene Lebensmittelquellen gibt. In Campodimele gibt es auch keinen Autoverkehr und die Menschen leben hier in einem fast modellartigen System. Das ist für Mitteleuropäer leider nicht nachzuvollziehen, weil wir nicht über die entsprechenden Nahrungsmittel aus dem Garten oder eigene Quellen verfügen. Wir können aber Spermidine in unseren Ernährungsplan integrieren und beachten, wo die biogenen Amine beinhaltet sind.

Das Geheimnis der Mittelmeerdiät

Nicht nur Spermidin, sondern auch das Resveratrol aus dem Rotwein leitet die Apoptose, diese Autophagie der Zellen* ein, sodass Campodimele insgesamt ein praktisches und interessantes Beispiel für Anti-Aging darstellt. Ich werde oft in meiner Sprechstunde gefragt, was man für Anti-Aging noch tun kann, und ich denke, einen wesentlichen Schlüssel stellt die Ernährung dar, die wir in Mitteleuropa so gut wie möglich an Campodimele anpassen sollten, also mehr Gemüse essen, ein bisschen Wein trinken, natürlich ungesättigte Fettsäuren und eventuell mehr Bohnen, denn es fällt auf, dass Bohnen bis auf die Sojabohnen aus der Ernährung fast verschwunden sind. Wir erleben derzeit aufgrund des wiederentdeckten Proteingehaltes eine Renaissance, aber letztlich geht es hier nicht so sehr um das Protein, sondern um das Spermidin, also die biogenen Polyamine, die offensichtlich lebensverlängernd wirken. In einer Studie wurde festgestellt, dass Spulwürmer, die verstärkt spermidinhaltige Nahrung bekommen haben, fast doppelt so lange leben wie Spulwürmer, die kein Spermidin zu sich genommen haben.

Das Geheimnis um die Mittelmeerdiät und Campodimele scheint damit ein wenig mehr gelöst, wobei ich nicht sagen würde, dass es völlig gelöst ist. Es wird auch ein Gutteil Genetik wichtig sein, aber wir wissen, dass neben den ungesättigten Fettsäuren und dem Resveratrol eben auch die biogenen Amine, also das Spermidin, eine wichtige Rolle spielen.

Die Frage, die sich für alle Leser stellt, ist, ob Spermidin einfach mit Kapseln ersetzt werden kann. Ich würde sagen: nein. Es ist nichts dagegen einzuwenden, Spermidin zusätzlich in Kapselform einzunehmen, wie es auch Präparate mit ungesättigten Fettsäuren wie Fischölkapseln gibt, aber besser wäre es natürlich, diese wichtigen Stoffe über die Ernährung selbst aufzunehmen und vermehrt Bohnen oder Kichererbsen zu essen und vielleicht weniger industrialisierte Produkte.

Für die Menopause im Speziellen ist proteinreiches Gemüse wie Bohnen ideal. Man denke nur an die Sarkopenie oder an Herz-

Kreislauf-Erkrankungen – hier sind nämlich die ungesättigten Fettsäuren ungeschlagen – und letzten Endes auch das Resveratrol, das im Gefäßsystem wichtige Funktionen hat. Dementsprechend sollte die Ernährung daran angeglichen werden. Für die Menopause ist diese Ernährung, die nicht nur gesund ist, sondern auch Anti-Aging darstellt, wahrscheinlich ein ideales Modell. Letzten Endes muss man das als Modell sehen, vielleicht sogar als Ideal, dem man möglichst nahe kommen sollte.

Krebsprävention durch Pflanzenstoffe

Verschiedene Pflanzen und Lebensmittel helfen bei der Krebsprävention. Knoblauch enthält bakterizide Schwefelverbindungen (Diallylsulfid) und wirkt daher entzündungshemmend.

Der Brokkoli-Inhaltsstoff Sulforaphan blockiert die Signalwege der Tumorstammzellen. Weiters enthält er wie viele Kohlarten Isothiocyanate zur Detoxifikation (Entgiftung). Ebenso enthalten Brokkoli und viele Kohlsorten den Pflanzenstoff Indol-3-Carbinol, der den Östrogenmetabolismus (COMT) verbessert und einen natürlichen Schutz vor Brustkrebs besonders in der Postmenopause darstellt.

Ein natürlicher Schutzmechanismus treibt Zellen mit irreparablen Schäden an ihren Erbinformationen in den Selbsttod (Apoptose). Wenn die fehlerhafte Entwicklung solcher Zellen fortgesetzt wird, kommt es zum Beispiel zu Krebs. Curcumin, die Hauptsubstanz der asiatischen Gelbwurzel Kurkuma (Curcumina longa), kann solche atypischen Zellzyklen stoppen und die Bildung neuer Blutgefäße verhindern.

Den gleichen Effekt zeigt auch Capsaicin, ein Chili-Wirkstoff.

Verhütung

Grundsätzlich wurden allgemeine Regeln aufgestellt, dass man noch ein bis zwei Jahre weiter verhüten sollte, wenn die Blutung vor dem 50. Lebensjahr aufhört, und bei einem Alter über 50 Jahre, dass man zumindest noch ein Jahr verhüten soll. Diese Regel, die ganz allgemein gilt, muss man zum einen sehr individuell sehen, zum anderen auch die Art der Verhütung in Betracht ziehen und zuletzt auch die Laborwerte: FSH über 25, Östrogen unter 40 und auch das Anti-Müller-Hormon 0,1 oder fast nicht mehr messbar – mit diesen Werten kann davon ausgegangen werden, dass eine Verhütung nicht mehr notwendig ist.

Unfruchtbar oder nicht

Eine hundertprozentige Voraussage lässt sich selbst mit den Labormethoden nicht treffen, da es sich dabei immer um eine Momentaufnahme handelt, die sich auch ändern kann. Lifestyle- oder geografische Änderungen können beispielsweise dazu führen, dass der weibliche Körper verjüngt und dass tatsächlich noch ein Eisprung stattfindet. Der Zustand, dass Östradiol kleiner als 40, FSH größer als 25 und AMH fast nicht mehr messbar ist, entspricht jedoch ungefähr der Sicherheit einer Pille und daher ist hier keine weitere Verhütung mehr notwendig. Wenn sich also eine Frau die Frage stellt, ob sie noch verhüten muss, da sie nach wie vor Monatsblutungen hat, oder ob der unfruchtbare Zustand schon eingetreten sein kann, dann ist es erforderlich, mit der Frauenärztin oder dem Frauenarzt einen Hormonstatus zu machen, ein Gespräch über Verhütung zu führen und im Zweifelsfall natürlich weiter zu verhüten. Es kann aber durchaus sein, dass dieser Zustand, der der Pille ähnlich ist, ausreicht, um mit der Verhütung aufzuhören.

Eine Frage der Methode

Nach dem 40. Lebensjahr sollte eine Standardpille mit Ethinylestradiol nicht mehr eingenommen werden, da das Thromboserisiko deutlich steigt. Dementsprechend sollten hier Gestagenpillen verwendet werden oder mechanische oder mechanisch-kombinierte Therapien wie zum Beispiel die Hormonspirale oder die Kupferspirale, um das Thromboserisiko hintanzuhalten. Selbstverständlich sind auch mechanische Verhütungsmethoden wie das Kondom zulässig, die neben der Verhütung einen Infektionsschutz darstellen und daher ebenfalls zu empfehlen sind.

Trotz alledem ist die Verhütung gerade um die Menopause ein schwieriges Kapitel für jede Frauenärztin und jeden Frauenarzt, da zum einen eine geeignete Verhütungsmethode gefunden werden muss, zum anderen aber auch der richtige Zeitpunkt, um mit der Verhütung aufzuhören. Mit den neuen Pillen wie der Gestagenpille, auch Minipille genannt, oder der Drei-Monatsspritze, ebenfalls ein Gestagenpräparat, sowie den Spiralen oder Implantaten mit reinem Gestagen unter der Haut stehen sehr viele Möglichkeiten einer altersentsprechenden Verhütung zur Verfügung.

Sterilisation als Option

Viele Frauen fassen den Entschluss, sich nach Erfüllung des Kinderwunsches sterilisieren zu lassen. Bei der Sterilisation werden beide Eileiter unterbrochen. Das kann mit Clips erfolgen, sie können durchschnitten oder gebunden werden oder sie werden komplett entfernt. Die Sterilisation hat insofern Bedeutung, als es durch die unterschiedliche Blutversorgung der Eierstöcke und auch durch die unterschiedlichen Operationstechniken zu einer Minderversorgung der Eierstöcke mit Blut kommen kann und daher zu einem vorzeitigen Eintritt der Menopause. Dies geschieht glücklicherweise nicht sehr häufig, aber es ist eine Nebenwirkung, die auftreten kann, und daher sollte darüber aufgeklärt werden. Das heißt, das Risiko, dass man durch eine Eileiterunterbindung (Sterilisation) vorzeitig in die Menopause kommt, ist gegeben, allerdings von der Operationsmethode und einigen anderen Faktoren wie der unterschiedlichen Blutversorgung abhängig.

Grundsätzlich ist die Sterilisation eine hormonfreie und absolut zu empfehlende Methode, da sie zudem eine sexuelle Freiheit ohne irgendwelche Rituale oder Hormone bietet. Natürlich ist auch die Sterilisation des Mannes möglich, wenn auch in Europa lange nicht so verbreitet wie in den USA. Es scheint aber, dass auch die

Männer sich einer Sterilisation unterziehen und dass die Eigenverantwortung deutlich steigt.

Happy Aging statt Anti-Aging

In meine Sprechstunde kommt eine 58-jährige Patientin. Sie fällt sofort mit der Tür ins Haus: „Herr Doktor, ich kann nicht alt werden! Es geht mir nicht gut. Neben meinen Beschwerden merke ich, dass meine Leistungen abnehmen. Am Golfplatz fehlen meine sportlichen Erfolge, weil ich mich richtig schwach fühle. Diese Schwäche, die ich in mir fühle, verstehe ich überhaupt nicht. Außerdem merke ich, dass ich immer mehr Falten bekomme. Ich lasse mich zwar kosmetisch behandeln, aber selbst Botox, das ich immer wieder einsetzen muss, um die wichtigsten Falten in meinem Gesicht – vor allem auf der Stirn – zu glätten, hilft nicht. Die Abstände zwischen den Botoxbehandlungen werden immer kürzer. Des Weiteren beginnt meine Haut trocken zu werden, zu jucken, überall bekomme ich Altersflecken. Mir tun auch meine Fingergelenke weh. Ich bin wirklich verzweifelt."

„Seit wann merken Sie dieses Altern sehr stark? Ist Ihnen hier ein Zeitpunkt aufgefallen?", frage ich meine Patientin.

Die Antwort kommt prompt: „Ja, eigentlich seit ich mit 52 Jahren in den Wechsel gekommen bin, merke ich diese Veränderungen immer mehr und versuche mich dagegen zu wehren. Ich ernähre mich gut, betreibe regelmäßig Sport, trinke auch viel, aber irgendwie habe ich den Eindruck, es hilft nichts."

„Prinzipiell erlebt der Alterungsprozess mit dem Abfall der Hormone sicherlich kurzzeitig eine gewisse Beschleunigung", antworte ich. „Man kann diese Symptome mit einer individuellen Hormontherapie lindern oder sogar aufhalten, aber, wie Sie schon richtig gesagt haben, vor allem ein gesunder Lebensstil mit Sport, genug Bewegung und gesunder Ernährung ist wichtig. Dabei stellt sich immer mehr heraus, dass die vegane und vegetarische Ernährung, also eine fleischlose und nicht-tierische Kost, eine gute Voraussetzung gegen das Altern ist. Aber ein wesentlicher Punkt ist natürlich auch die Entspannung, der Abbau von Stress, der gerade im Anti-Aging eine immer größere Rolle bekommt."

Mehr als Äußerlichkeiten

Die Wissenschaft liefert Daten, die zeigen, dass sich durch Entspannungsübungen und durch Sport Blutwerte deutlich verändern können, aber auch – was ebenfalls wesentlich ist – wenn eine Stressbewältigung durch Meditation oder Yoga erfolgt.

Das erste Organ, das beim Anti-Aging zumeist genannt wird, ist bei Frauen die Haut, gefolgt von Haaren und Nägeln. Darauf konzentrieren sich auch viele Anti-Aging-Institute, indem sie Laserbehandlungen anbieten, natürlich jede Menge Pflegecremen, die besonders ab dem Wechsel anzuwenden sind und die durchaus einen gewissen Beitrag leisten. Aber Anti-Aging ist für mich als Mediziner nicht nur die äußere Erscheinung, sondern die innere Einstellung, das Loslassen, das positive Lebensgefühl, um diesen Veränderungsprozess als positiv zu erleben und nicht als negatives „Beiwagerl" des Älterwerdens. Daher ist jede Veränderung im Leben auch positiv anzusehen und das Altern sollte irgendwie auch angenommen werden.

Die psychische Voraussetzung für die Annahme der Veränderungen ist einerseits zu wissen, dass wir selbstverständlich jedes Jahr mehr altern, und andererseits sein Möglichstes beizutragen, um diesen Prozess zu verlangsamen. Damit fällt es leichter, das Altern zu akzeptieren, als wenn sich Angst vor dem Altern breitmacht. Ein positives Lebensgefühl ist sehr wichtig, gerade in dieser Zeit der Veränderung. Diese Botschaft zu vermitteln ist mir ein großes Anliegen. Anti-Aging gliedert sich für mich in verschiedene Faktoren. Das eine ist der psychische Faktor: Fühle ich mich jung, fühle ich mich alt? Wir sollen uns im Idealfall so jung fühlen wie ein Teenager, auch wenn wir vielleicht schon 70 Jahre alt sind. Oder wir fühlen uns wie ein alter Mann oder eine alte Frau und lassen uns gehen.

Natürlich müssen wir, je älter wir werden, eine gewisse Komfortzone verlassen, müssen die Ernährung umstellen, gesünder und weniger essen, mehr trinken, den Sport nicht vernachlässigen – alles, um in Form und möglichst gesund zu bleiben. Das ist eigentlich die Form des Anti-Agings, die Sinn macht. Die äußere Erscheinungsform, also das sogenannte kosmetische Anti-Aging, ist eher eine Geld- als eine andere Frage, denn letzten Endes kosten die meisten kosmetischen Behandlungen Geld. Das fängt bei den Hautpflegeprodukten an und reicht bis hin zu teuren Zahnbehandlungen oder plastischen Operationen.

Der positive Blickwinkel

Natürlich lässt sich auch ohne großen Aufwand, durch gesunde und weniger üppige Ernährung oder einfachste Pflegecremen, mehr oder weniger derselbe Effekt erreichen. Die Ansprüche sind bei Frauen wie Männern oft sehr unterschiedlich. Ich glaube, das Wichtigste ist die Psyche, sich jung zu fühlen. Man muss freilich einiges dafür tun, das ist klar. Letzten Endes muss man sich aber vor allem bewusst werden, dass das Altern ein positiver Prozess ist, der zu höherer Reife und mehr Erfahrung führt. Ich kenne viele Menschen, die sagen, sie möchten nicht mehr jung und unerfahren sein, ihnen gefällt ihr Alter. Ich glaube, es ist eine sehr wichtige Voraussetzung, das Alter nicht zu negieren, sondern anzunehmen.

Die Veränderungen im Alter sind entscheidend – sie zu verlangsamen und dem körperlichen Verfall entgegenzuwirken, muss man aber schon in jungen Jahren, denn auch dann darf man nicht auf gute Ernährung und ausreichend Bewegung verzichten. Dann würde man sich genauso schlecht fühlen, wie wenn man diesen Lebensstil in die Menopause verschiebt und plötzlich beginnt, keinen Sport mehr zu machen, die falschen Sachen zu essen, sich nicht um die eigene Psyche zu kümmern und sich dem Stress hinzugeben.

Eine allgemeine Anleitung zum glücklichen Ant-Aging oder Aging gibt es natürlich nicht. „Aging“ verwende ich lieber, weil das Wort Anti-Aging eigentlich falsch ist. Es zeigt zwar eine Bewegung auf, aber „Good Aging“ und „Happy Aging“ wären eigentlich die richtigen Bezeichnungen dafür. Trotzdem bedarf es individueller Maßnahmen. Die eigenen Laborwerte, die eigenen Schwächen und Stärken sollten bekannt sein, damit die Stärken gestärkt und die Schwächen zumindest angenommen oder verbessert werden können. Zum Beispiel gilt es, die psychische Stärke hervorzuheben, vielleicht indem ein wenig statt gar kein Sport betrieben wird. Wenn eine persönliche Schwäche ist, keinen Sport machen zu wollen, kann dennoch ein Minimum getan werden, wenn zum Beispiel täglich 10.000 Schritte gegangen, die Treppen statt dem Lift verwendet werden, ein weiter entfernter Parkplatz gewählt und ein etwas längerer Fußweg in Kauf genommen wird. All diese Maßnahmen sind einfach, kosten nichts und sind sehr effizient.

Das positive Lebensgefühl muss unbedingt hervorgehoben werden. Man kann Anti-Aging nicht auf die Haut reduzieren und auf Faltenbildung, sondern zur Aufrechterhaltung eines gesunden Geistes und eines gesunden Körpers ist es wichtig, diesen zu pflegen – und das wird nicht leichter, je älter man wird.

Ab in den Flow

Es gibt im Sport einen interessanten neuen Begriff. Für körperliche Betätigung, zum Beispiel Laufen, wurde der Begriff des Flow erfunden. Im Flow zu sein ist nichts anderes als glücklich zu sein bis hin zu einer fast ekstatischen Form des Sports. Der Flow beim Laufen bedeutet, dass momentan auf die körperliche Anstrengung vergessen wird, dass ich durch körpereigene Endorphine ein Glücksgefühl erlebe. Dieser Flow, den man beim Laufen erleben kann, kann auch im Arbeitsbereich oder im Haushalt umgesetzt werden, indem Handlungen konzentriert, ohne Ablenkung durch andere Gedanken durchgeführt werden, ein erreichbares Ziel vor

Augen. Ich arbeite, ohne dass ich es merke, ich laufe, ohne dass ich mich anstrenge, sondern ich empfinde nur Glücksgefühle. Das wäre das positive Lebensgefühl, auf das hingearbeitet werden sollte – durch Konzentration, durch konsequentes Training und Zielvorgabe.

Was passiert jedoch, wenn man sich ein unerreichbares Ziel setzt? Es kommt zu klassischen Burn-out-Situationen: Man ist frustriert, deprimiert und dann kommt es irgendwann zum Burn-out, also nichts geht mehr – rien ne va plus. Um das zu verhindern, muss man täglich an sich arbeiten und Geist und Körper fit halten. Damit es kein Burn-out gibt, ist die Politik der kleinen Schritte gefragt. Setzen Sie sich lieber kleine, erreichbare Ziele, dann haben Sie sofort ein Erfolgserlebnis, kommen leichter in einen Flow, in ein Glücksgefühl und können so ein positives Lebensgefühl über einen längeren Zeitraum erhalten.

DIE ZUKUNFT DES WECHSELS

Es ist anzunehmen, dass unsere Lebenserwartung weiter steigen wird – dies zeigt jede Statistik. Laut OECD-Statistik gibt es bei der überdurchschnittlichen Lebenserwartung, wie sie in Österreich und Deutschland besteht, nur ein Problem: die „healthy life years". Damit sind die gesunden Lebensjahre eines Menschen gemeint. Diese gibt es bereits ab einem Alter von Mitte 50 Jahren nicht mehr, Krankheiten wie Kreislaufprobleme, Bluthochdruck, aber auch psychische Erkrankungen wie Depressionen sind ab diesem Alter weit verbreitet.

Daher müssen verstärkt Anstrengungen unternommen werden, die Lebenszeit – vor allem ab dem 55. Lebensjahr – nicht nur immer weiter zu verlängern, sondern auch die Anzahl der gesunden Lebensjahre zu erhöhen, vor allem durch einen gesunden Lebensstil und Vorbeugung.

Die Zukunft der Hormontherapie

Ein neues Östrogen, das nur in der Schwangerschaft gebildet wird, das Estetrol, wird bereits in einer neuen Antibabypille verwendet. Es scheint, dass mit diesem Östrogen das Thrombose-, aber auch das Brustkrebsrisiko vernachlässigbar sind. Studien dazu fehlen noch.

Neue Wirkstoffe

Neurokinasehemmer können, ohne selbst Hormone zu sein, Hitzewallungen und Schweißausbrüche deutlich verringern – auch hier fehlen noch Studien und Zulassungen.

Für die Libido gibt es ebenfalls Neuigkeiten. Die rosa Pille (Addyi), eine Lustpille für die Frau, ist heute bereits am amerikanischen Markt erhältlich, doch ihre Verschreibung und die Nebenwirkungen lassen auf einen Welterfolg wie bei Viagra noch hoffen. Der Wirkstoff Flibanserin wirkt serotoninähnlich und damit angstlösend.

Kinderwunsch

Ovarian Tissue Banking (OTB) wird in den USA bereits durchgeführt. Damit ist das Entnehmen und Einfrieren von Eierstockgewebe vor der Menopause und Wiedereinsetzen nach der Menopause, um damit eine hormonelle Eigenproduktion an Östrogen und Progesteron für mehrere Jahre zu sichern, gemeint.

Social Freezing, das Entnehmen und Einfrieren von Eizellen, um damit auch im höheren Alter entweder selbst oder durch Leihmütter Kinder bekommen zu können, gilt ebenfalls als Thema der Zukunft. Derzeit ist Social Freezing in den meisten Ländern verboten und technisch noch mangelhaft, da ein hoher Verlust an Eizellen zu verzeichnen ist.

Falls keine Eizellen vorhanden sind, wird es in Zukunft möglich sein, Eizellen, aber auch Samenzellen aus anderen Körperzellen herzustellen, wie zum Beispiel aus Muskelzellen.

Gewichtskontrolle und Anti-Aging

Medizinische Appetitzügler in Tablettenform kommen in den nächsten Jahren auf uns zu. Sie unterdrücken Heißhunger und verlangsamen die Entleerungsfunktion des Magens. Dies wurde primär für Diabetiker erforscht, ist aber auch für Nichtdiabetiker zur Gewichtsreduktion und -kontrolle geeignet.

Im Anti-Aging-Bereich wird an Plasma- und Stammzellentherapien geforscht. So wird Plasma von jungen Menschen älteren infundiert. Ob es hier mehr Gefahren als positive Effekte gibt, wird sich noch zeigen.

Im Bereich der Rheumaforschung, aber auch in der Onkologie kommen neue Antikörper zum Einsatz, die sehr vielversprechend sind.

Immuntherapien bis hin zu RNA-Therapien können bei Autoimmunerkrankungen sogar Heilung bringen.[23]

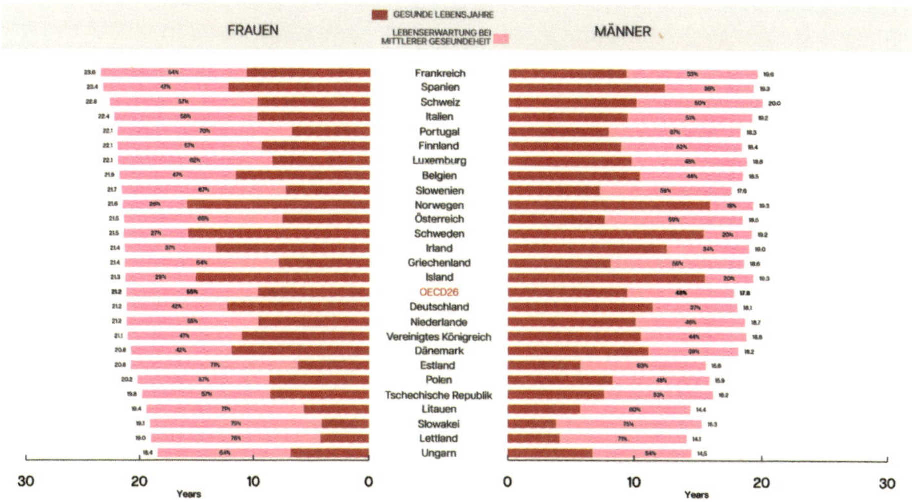

Abbildung 7: Lebenserwartung und gesunde Lebensjahre, basierend auf einem Alter von 65 Jahren nach Frauen und Männern getrennt. Österreich zeichnet sich durch eine hohe Lebenserwartung aus, liegt aber bei den gesunden Lebensjahren unter dem OECD-Durchschnitt.

Peter Frigo

als
Künstler

Peter Frigo: Was mir Malen bedeutet

Malen und Zeichnen waren mir bereits im Kindesalter ein Bedürfnis (so wie das Schreiben). Den Drang, die eigenen Beobachtungen und deren Interpretationen, aber auch neu erfundene Welten auf Papier zu bringen und ein Bild – ein Werk – zu schaffen, kann ich nur empfehlen. Es ist meditativ, braucht die gesamte Aufmerksamkeit und ist für mich Abenteuer und Auftrag zugleich.

Ein Bild ist einzigartig und in Wahrheit nie fertig. Inspiration hatte ich durch viele befreundete Künstlerinnen und Künstler, wie Gerhard Gutruf, der mich mit dem Slogan „Die Farbe dem Künstler" sehr beeindruckt hat, Verena Rotterdam, die in meiner Ordination ausgestellt hat („Frauenkunst beim Frauenarzt") oder auch die Designkünstler Paul Prinz und Julia Hanzl. Clemens Maria Fuchs, dessen Vater Ernst Fuchs ich ebenfalls kennenlernen durfte, zählt ebenso zu meinem Bekanntenkreis, aber auch viele andere junge Künstlerinnen und Künstler.

Mehr Informationen auch unter **www.frigoartworks.com**

Zu den jüngsten Ausstellungen zählen:
International Prize Paris.
At Paris-Art Shopping Louvre. 21–23.10. 2022

Animа Mundi 2022 – Rituals.
Venice | Palazzo Albrizzi-Capello. 15.04.–05.05. 2022

Artbox at Biennale.
Biennale Venezia. 01.–30.05.2022

London Contemporary Art Fair 2021. September 2021

Swiss Art Expo. 25.–29.08. 2021

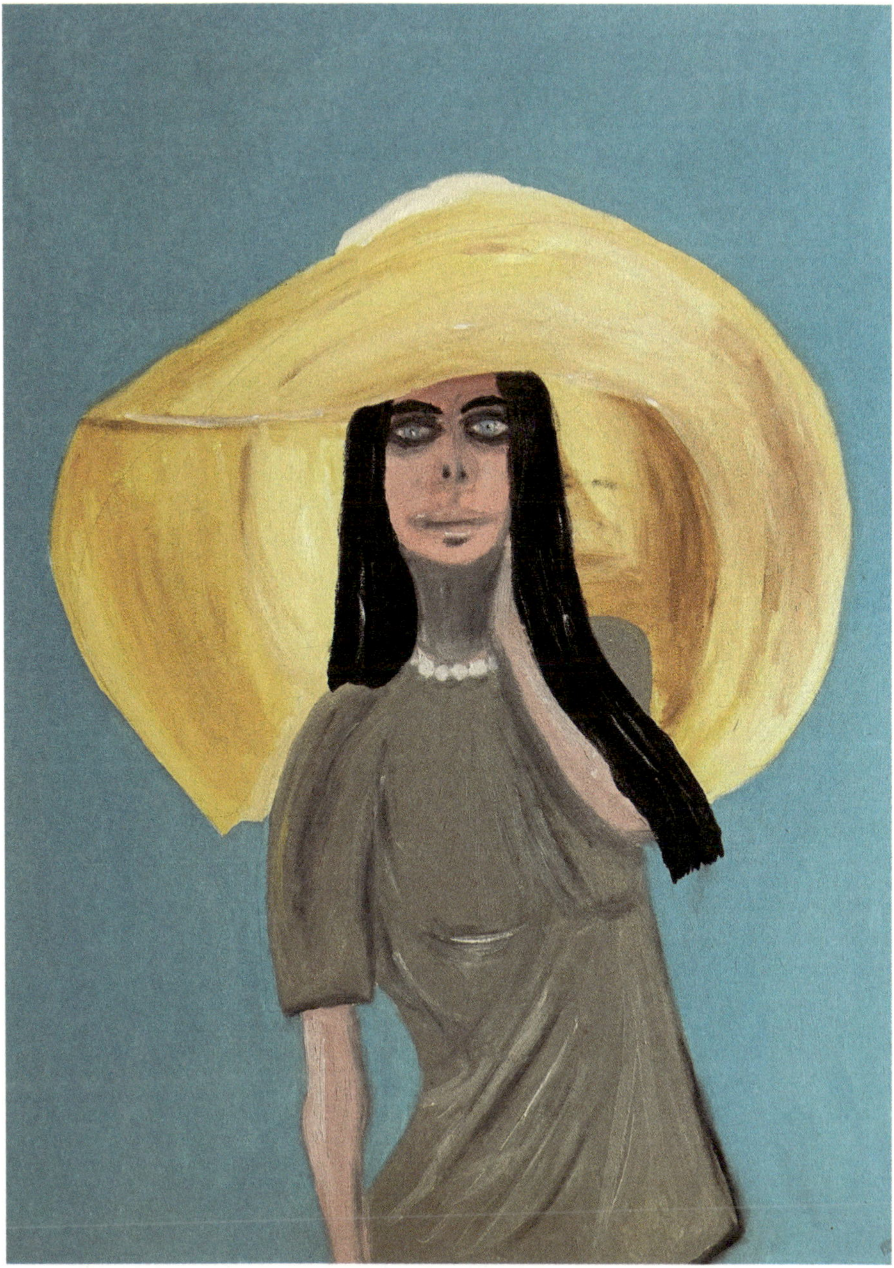

Sommerhut. Öl auf Leinwand. 60 x 80 cm. Frigo 2022

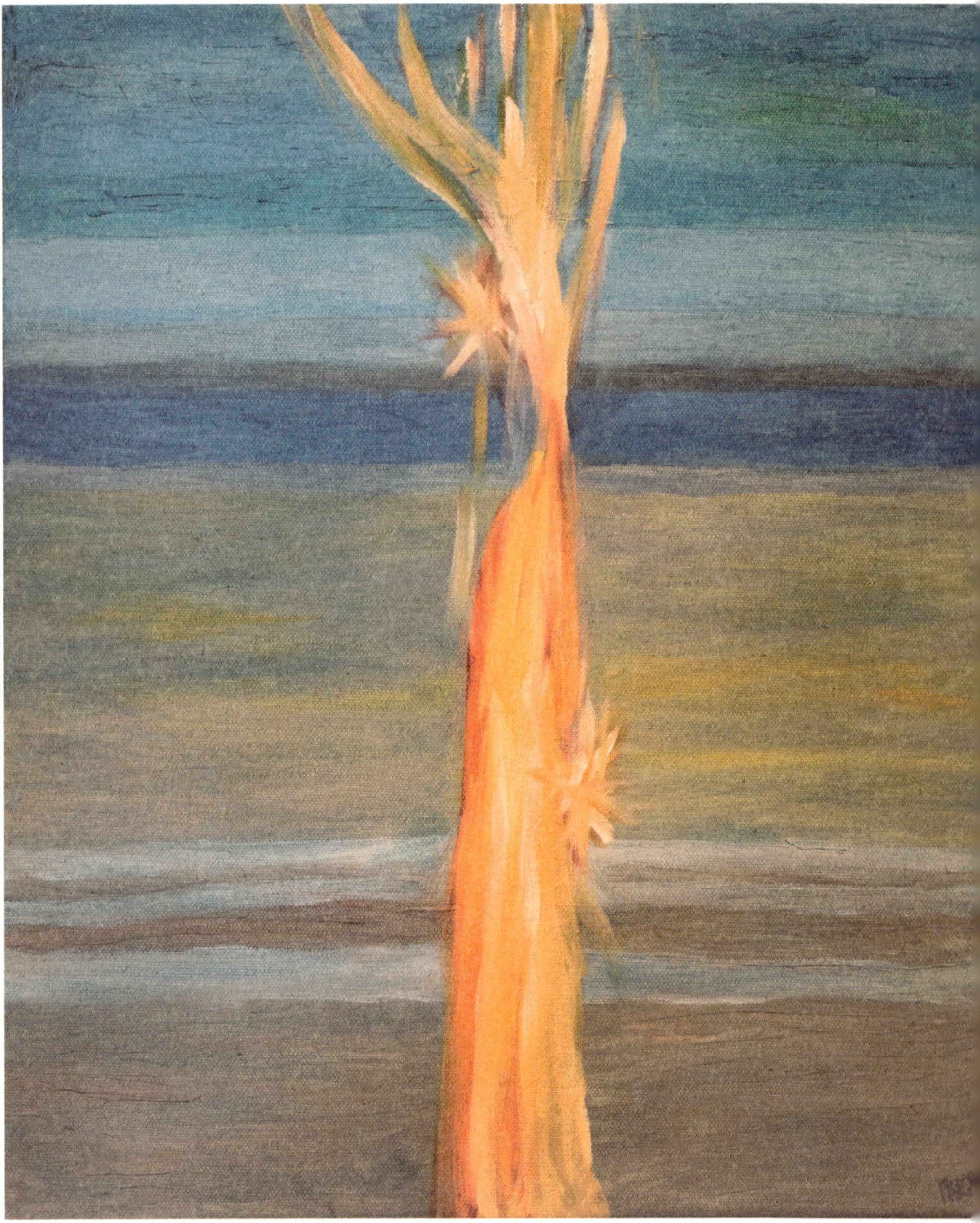

The Flame of Hope. 40 x 50 cm. Öl auf Leinwand. 2021

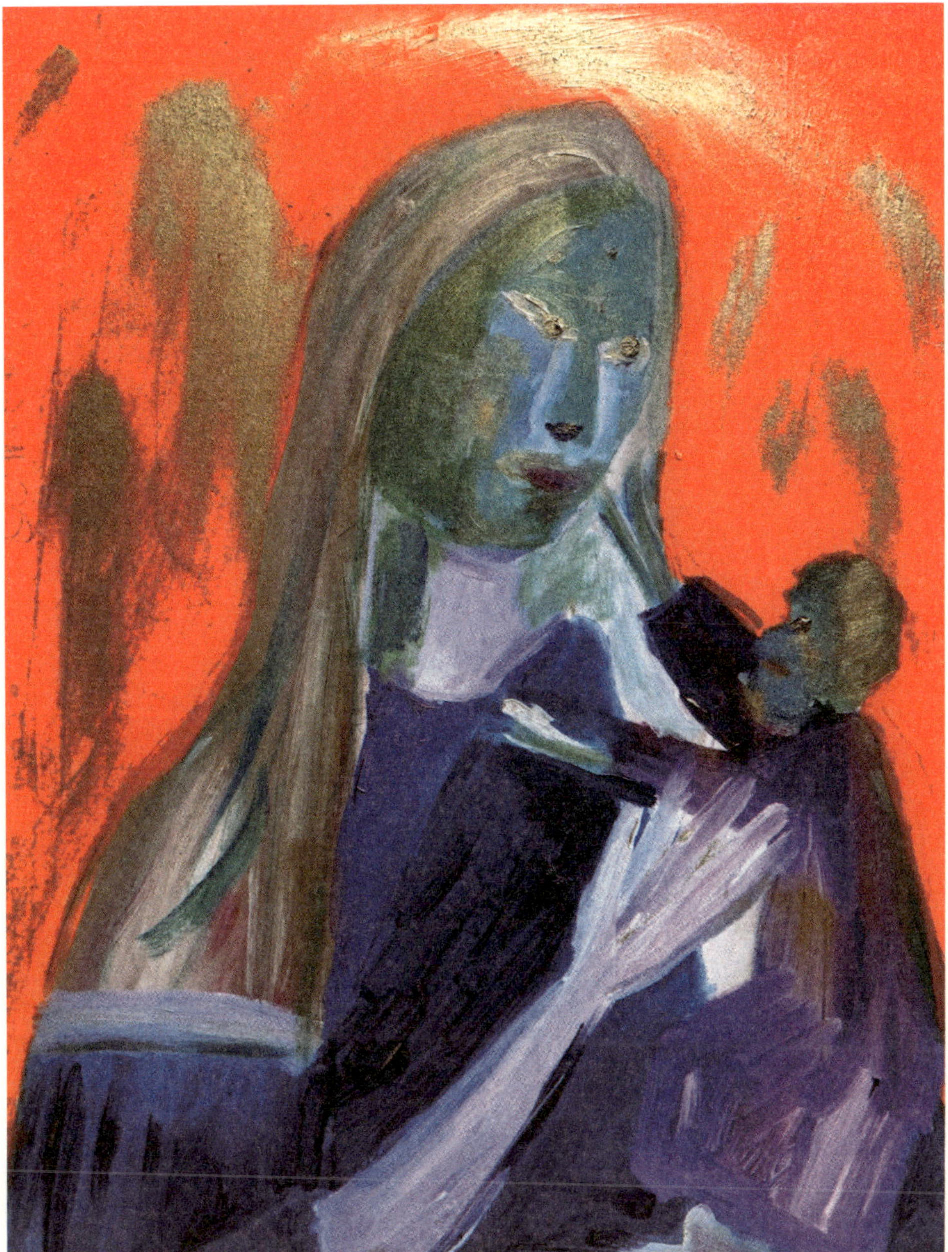

The Golden Madonna. 40 x 50 cm. Öl auf Leinwand. 2021

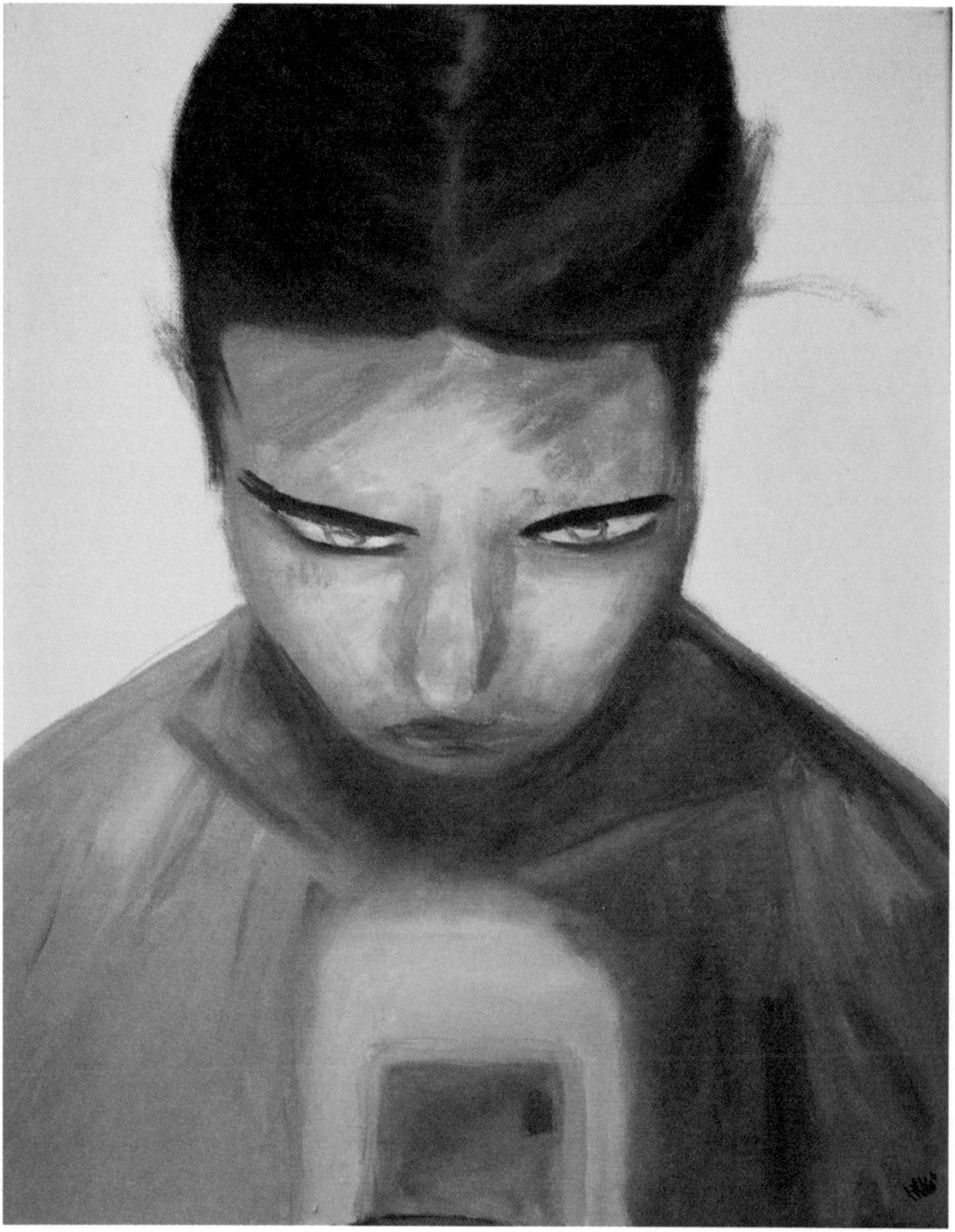

The Message. Acryl auf Leinwand. 40 x 50 cm. Frigo 2021

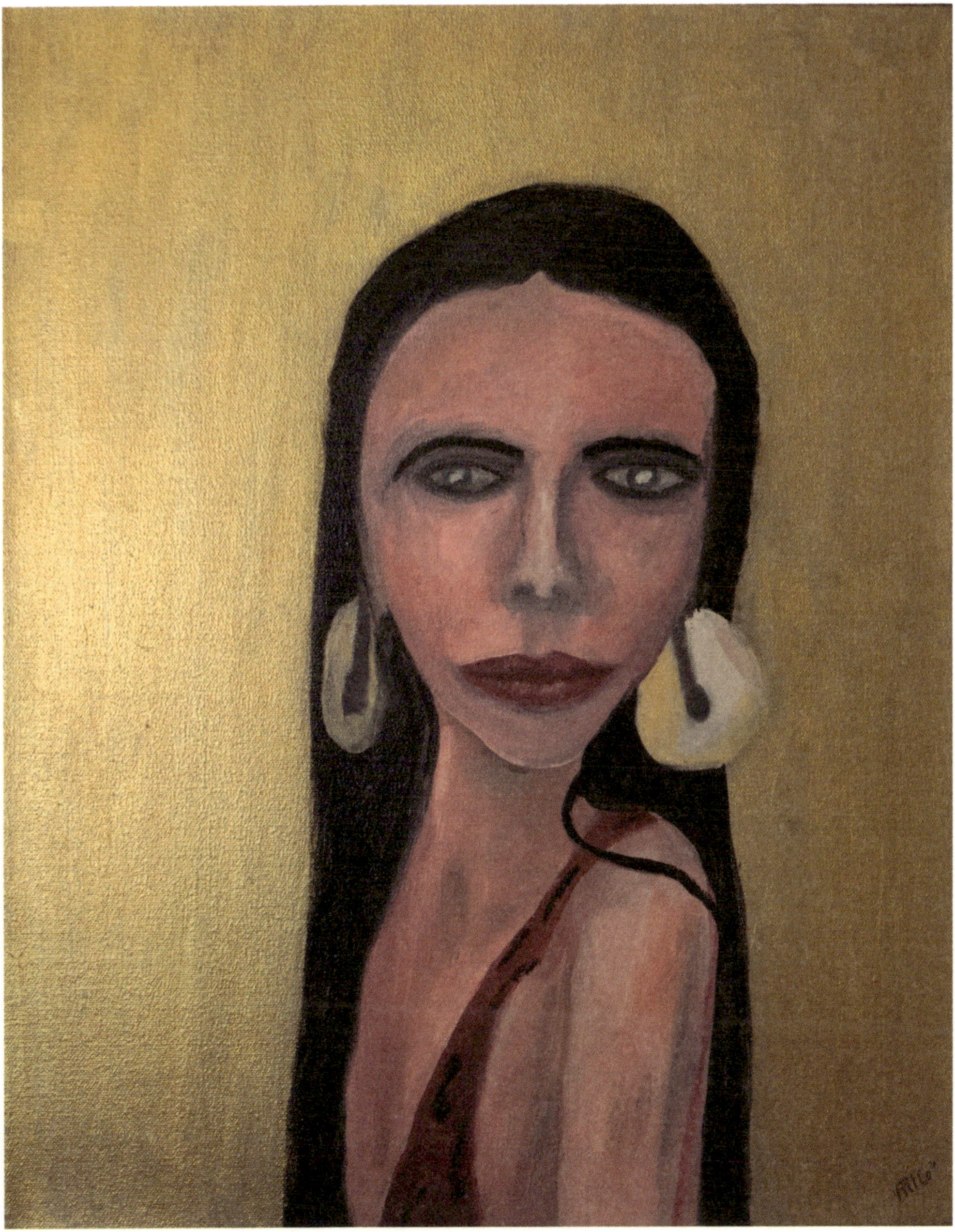

Principessa. Öl auf Leinwand. 40 x 50 cm. Frigo 2021

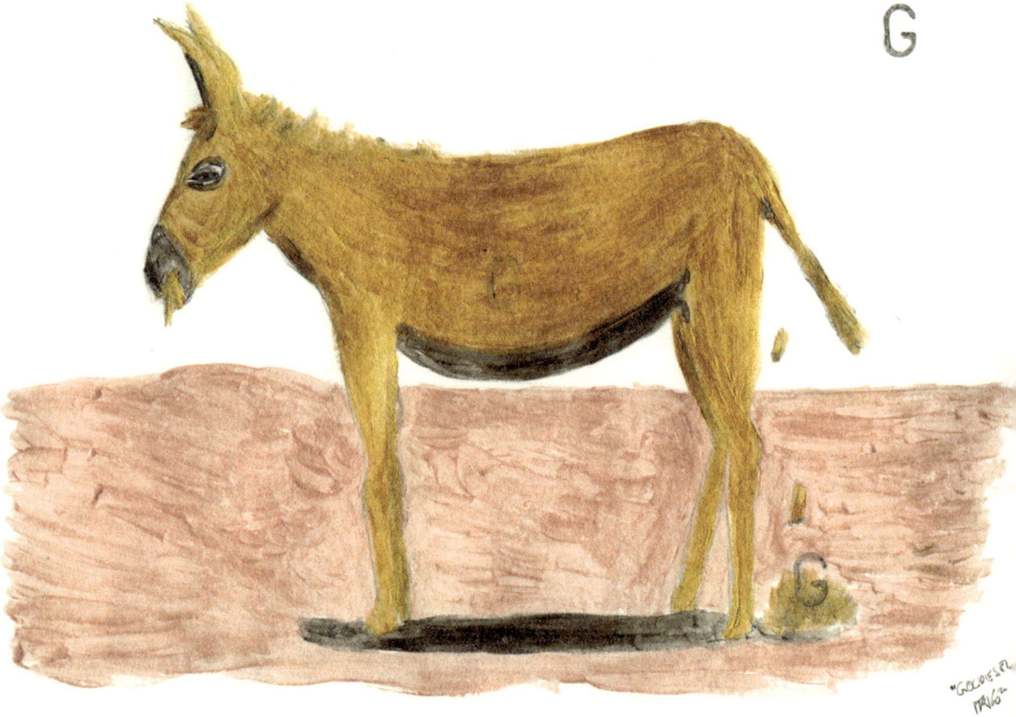

The Golden Donkey. 35 x 45 cm. Mischtechnik. 2020

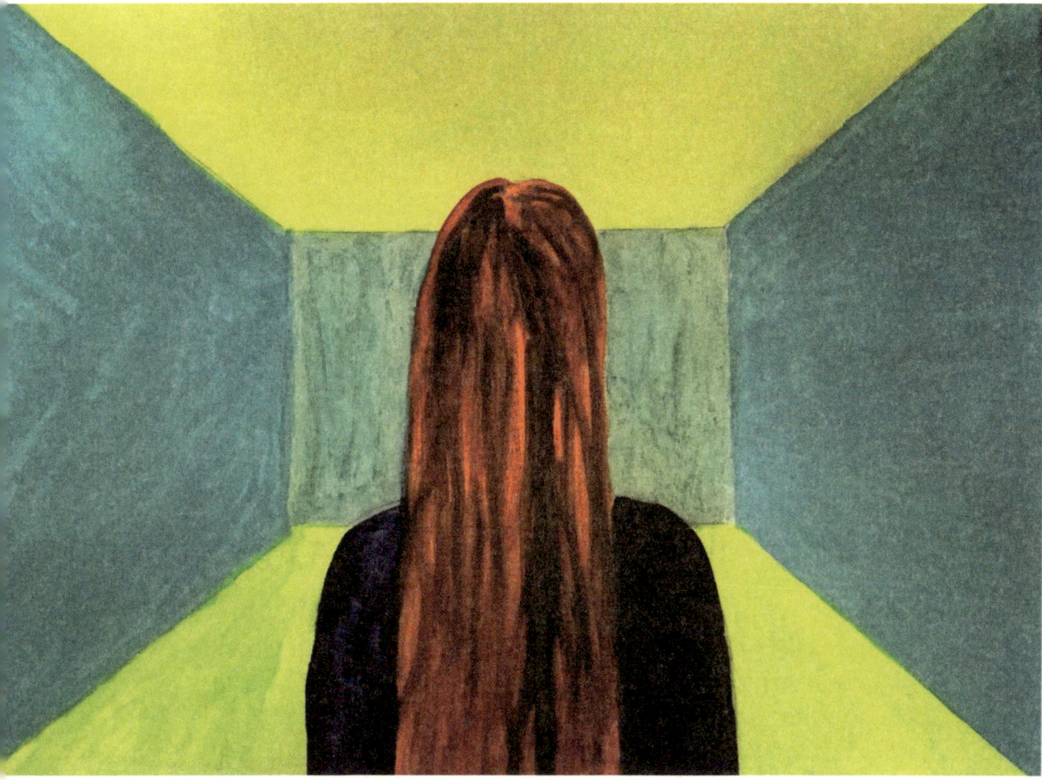

Weltfrauentag 2021. 50 x 40 cm. Öl auf Leinwand. 2021

ANHANG

Literaturtipps

Peter Frigo, Mühelos schlank mit der Kraft der Hormone
isbn 978 3 99001 580 3, edition a, 2022
Fritz Treiber, Faktencheck Ernährungsdschungel
isbn 978 3 8000 7763 2, Ueberreuter, 2021
Fritz Treiber, Faktencheck Ernährung, Zauberpillen und Wunderdiäten
isbn 978 3 8000 7785 4, Ueberreuter 2022
Ernst Minar, Slaven Stekovic, Lebensmotor Bewegung
isbn 978 3 8000 7794 6, Ueberreuter 2022
Constanze Dennig, Willkommen Angst, Vom Nutzen der Furcht
isbn 978 3 8000 7829 5

Interessante Links

www.docfrigo.at
Univ.-Prof. Dr. Peter Frigo, Facharzt für Frauenheilkunde und Geburtshilfe
www.frigoartworks.com
Der bildende Künstler Univ.-Prof. Dr. Peter Frigo
www.yazio.com
Ernährungsapp Yazio für gesundes Zu- & Abnehmen
www.abnehmen.at
Die moderne Abnehmmedizin kann helfen.
www.wechselweise.net
Das Portal für eine neue Lebensphase

Glossar:

Anti-Müller-Hormon

Das Anti-Müller-Hormon (AMH) wird ab der Pubertät in den Eierstöcken gebildet und sorgt dafür, dass die beste Eizelle in den Eileiter wandert. Der AMH-Wert gibt Aufschluss darüber, wie viele Eizellen produziert werden.

APC-Resistenz

Patientinnen und Patienten mit APC-Resistenz, einer Gerinnungsstörung des Blutes, haben ein erhöhtes Risiko für Venenthrombosen.

Aromatase

Die Aromatase ist das Enzym, das die Umsetzung von Testosteron zu Östradiol bzw. von Androgenen zu Östrogenen steuert.

Arteriosklerose

Arteriosklerose (Arterienverkalkung) ist eine häufige Gefäßerkrankung, bei der sich die Arterien durch krankhafte Ablagerungen verengen und verhärten.

Autoimmunerkrankungen

Unter Autoimmunerkrankungen ist eine Fehlsteuerung des Immunsystems zu verstehen, bei der körpereigene Strukturen wie Zellen oder Organe angegriffen werden. Daraus entstehen verschiedene Krankheitserscheinungen.

Autophagie

Autophagie ist der Prozess in den Zellen, mit dem sie ihre nicht benötigten und krankhaften Bestandteile abbauen und verwerten, also der Recyclingprozess der Zellen.

Bauchspiegelung

Die Bauchspiegelung (Laparoskopie) ist eine Untersuchungs- und/oder Operationsmethode, bei der die Bauchhöhle und die darin liegenden Organe mithilfe einer speziellen Kamera (Laparoskop) sichtbar gemacht werden.

Biogene Amine
Biogene Amine sind Stoffwechselprodukte, die natürlicherweise in menschlichen, pflanzlichen und tierischen Zellen vorkommen. Sie werden aus den kleinsten Bausteinen der Eiweiße, den Aminosäuren, gebildet.

Bioidente Hormone
Bioidente Hormone sind pharmazeutische Wirkstoffe, die den körpereigenen Hormonen in ihrer chemischen Struktur und Funktion entsprechen.

Bisphosphonate
Bisphosphonate sind Wirkstoffe zur Behandlung und Vorbeugung der Osteoporose.

Bone Mass Peak
Der Bone Mass Peak, die maximale Knochenmasse, bezeichnet den Maximalwert der Knochenmineraldichte des Menschen. Er entspricht einer Knochenmineraldichte von 100 %.

Catechine
Catechine sind polyphenolische Pflanzenmetaboliten aus der Gruppe der Flavonoide. Besondere Bedeutung haben sie aufgrund eines hohen antioxidativen Potenzials.

Deformitäten
Deformitäten sind der medizinische Fachbegriff für Fehlbildungen.

Degeneration
Rückbildung, Abbau, Funktionsverlust

Denosumab
Denosumab sind Wirkstoffe zur Behandlung der Osteoporose (Knochenschwund).

Derivat
Ein Derivat ist eine chemische Verbindung, die aus einer anderen entstanden ist.

Dermatologie
Die Dermatologie ist ein medizinisches Fachgebiet, das sich mit Hauterkrankungen befasst.

DHEA
DHEA oder Dehydroepiandrosteron ist eine Vorstufe der weiblichen wie auch männlichen Sexualhormone. Mit fortschreitendem Alter sinkt die DHEA-Produktion.

Endokrinologie
Die Endokrinologie beschäftigt sich mit der Produktion, Regulation und Funktion von Hormonen, kommt aus der Inneren Medizin, aber auch aus der Frauenheilkunde, der Urologie und der Kinderheilkunde.

Episode
Unter einer Episode versteht man in der Medizin einen durch verstärkte Beschwerden oder andere Merkmale hervorgehobenen Abschnitt eines Krankheitsverlaufs.

Ethinylestradiol
Ethinylestradiol ist ein synthetisch hergestelltes Östrogenderivat und wird in der Hormonersatztherapie und zur Empfängnisverhütung eingesetzt.

Evidence-based medicine
Evidenzbasierte Medizin (evidence-based medicine, EBM) ist

eine medizinische Versorgung, mit der Erkrankungen auf der Grundlage der besten zur Verfügung stehenden Wissensquellen, Daten und Erkenntnisse behandelt werden.

Evident

Evidente Studien haben eine hohe wissenschaftliche Aussagekraft.

Foramenverengung

Eine Foramenverengung oder -stenose ist eine Nervenkanalverengung mit Bedrängung von Nerven an ihren Austrittsstellen.

Frakturrisiko

Gefahr eines Knochenbruches

FSH

FSH, das follikelstimulierende Hormon, ist für die Ei-Reifung und daher die Fruchtbarkeit verantwortlich.

Gelbkörperhormon

Das Gelbkörperhormon (Progesteron, Luteohormon) ist ein Sexualhormon. Es wird vor allem in den Eierstöcken vom sogenannten Gelbkörper gebildet und bereitet die Gebärmutterschleimhaut auf die Einnistung einer befruchteten Eizelle vor.

Gendererkrankung

Eine Gendererkrankung ist eine geschlechtsspezifische Erkrankung, also eine Erkrankung, die z. B. typisch für Frauen ist.

Genderspezifisch

Dem Geschlecht entsprechend

Generika

Generika sind wirkstoffgleiche Arzneimittel, die nach Ablauf des Patentschutzes von Arzneimittelherstellern auf den Markt gebracht werden. Dabei müssen Generika dieselben Qualitätskriterien und Sicherheitsprofile erfüllen wie die Ursprungsmedikamente.

Genital
Genital ist der medizinische Fachbegriff für das Geschlechtsorgan.

Gerinnungsstatus
Mit dem Gerinnungsstatus wird per Bluttest die Blutgerinnung überprüft.

Gestagene
Gestagene sind Hormone, die vor allem in der Entwicklung und Funktion der weiblichen Geschlechtsorgane eine Rolle spielen. Das wichtigste natürliche Gestagen ist Progesteron. Gestagene sind häufig auch synthetische Gelbkörperhormone.

Hashimoto-Thyreoiditis
Hashimoto-Thyreoiditis ist eine chronische Entzündung der Schilddrüse.

HOMA
HOMA = Homöostasis Model Assessment. Der HOMA-Index ist eine einfache Methode, um eine Insulinresistenz festzustellen.

Hypothyreose
Bei einer Hypothyreose, einer Schilddrüsenunterfunktion, produziert die Schilddrüse (Thyroidea) zu wenige Hormone.

Immobilität
Immobilität ist besonders stark eingeschränkte oder Verlust der Fähigkeit, sich selbstständig fortzubewegen oder die Körperlage zu verändern.

Indikation
Der Begriff Indikation gibt an, ob und wann eine medizinische Behandlung angemessen ist.

Infundiert
Infundieren bedeutet, einen Wirkstoff auf dem Weg der Infusion (Spritze) in den Körper einzuführen.

Intrinsischer Faktor
Der intrinsische Faktor (intrinsic factor) ist ein Eiweiß, das für den Transport zuständig ist und die Aufnahme von Vitamin B12 steuert.

IVF
Bei der In-vitro-Fertilisation (IVF) oder künstlichen Befruchtung findet die Befruchtung nicht im Körper der Frau statt, sondern künstlich im Labor.

Jod
Jod ist ein chemisches Element und für den Menschen ein essenzielles Spurenelement. Als Jodid wird der Bestandteil der Schilddrüsenhormone bezeichnet.

Keratokonjunktivitis sicca oder klimakterika
Dabei handelt es sich um trockene Binde- und Hornhaut des Auges.

Klimakterische Beschwerden
Beschwerden der Wechseljahre

Klimakterische Frauen
Klimakterische Frauen sind Frauen in den Wechseljahren.

Kollagen
Kollagen ist das am häufigsten im menschlichen Körper vor-

kommende Eiweiß und Hauptbestandteil des Bindegewebes (z. B. Haut, Knochen, Knorpel, Sehnen). Kollagenfasern sorgen zum Beispiel für die mechanische Stabilität der Haut

Kontraindikation
Unter einer Kontraindikation (Gegenanzeige) versteht man in der Medizin ein Kriterium oder einen Umstand, etwa bestimmte Krankheiten, die eine – an sich angezeigte – diagnostische oder therapeutische Maßnahme verbieten.

Latent
Leicht verlaufend, nicht oder nur schwer erkennbar

Libido
Unter Libido versteht man sexuelles Verlangen.

Lupus erythematodes
Lupus erythematodes (Schmetterlingsflechte) ist eine seltene Autoimmunerkrankung mit chronisch entzündlichem Bindegewebe und gehört zum rheumatischen Formenkreis.

Magistraliter
Magistraliter zubereitete Arzneimittel sind maßgeschneiderte Arzneimittel aus der Apotheke. Sie werden individuell auf ärztliche Verordnung hergestellt.

Mastopathie
Mastopathie ist eine gutartige Brusterkrankung, bei der sich das Brustgewebe verändert. Typische mastopathische Beschwerden sind ein Spannungs- und Schweregefühl in der Brust oder Brustschmerzen.

Matrix-Metalloproteasen
Matrix-Metalloproteasen (MMP) sind eine Gruppe verwandter Enzyme, die die Spaltung von Peptidbindungen in Proteinen ka-

talysieren. Sie spielen eine Schlüsselrolle bei der Wanderung von normalen und bösartigen Zellen durch den Körper und wirken auch als regulatorische Moleküle

Melanin
Melanin ist das Pigment (Farbmittel), das für die Färbung der Haut, der Augen und der Haare verantwortlich ist.

Meningeome
Meningeome sind von den Hirnhäuten ausgehende Hirntumoren.

Myom
Ein Myom ist ein gutartiger Tumor in der Gebärmutter, der aus Muskel- oder Bindegewebefasern besteht.

Neurokinasehemmer
Neurokinasehemmer hemmen die Funktion von Enzymen, die an neurologischen Krebserkrankungen beteiligt sind.

Off-Label-Use
Unter Off-Label-Use versteht man die Anwendung eines Arzneimittels im Rahmen einer medizinischen Heilbehandlung außerhalb der Informationen im Beipacktext.

Orthomolekulare Medizin
Die orthomolekulare Medizin beschäftigt sich mit der Verabreichung von bestimmten Vitaminen und Spurenelementen zur Erhaltung der Gesundheit und Heilung von Krankheiten.

Osteopenie
Osteopenie ist die Minderung der Knochendichte und eine Vorstufe der Osteoporose (Knochenschwund).

Osteoporose
Osteoporose ist der Fachbegriff für Knochenschwund, eine Erkrankung des Knochenstoffwechsels mit verminderter Dichte und Festigkeit der Knochen.

Östradiol und Progesteron
Östradiol und Progesteron sind die beiden wichtigsten Sexualhormone der Frau.

pg/ml
pg/ml = Pikogramm pro Milliliter = 0,001 Nanogramm pro Milliliter

Plaque
Eine Plaque ist eine fleckförmige, oft leicht erhabene Veränderung. Veränderungen an den Gefäßen werden arteriosklerotische Plaques genannt.

Polyarthritis
Polyarthritis ist eine schmerzhafte Autoimmunerkrankung (Fehlsteuerung des Immunsystems, bei der körpereigene Strukturen angegriffen werden), bei der sich mehrere Gelenke entzünden.

PPAR-Gamma-Rezeptor
PPAR-Gamma-Rezeptor ist der Peroxisom-Proliferator-aktivierte Rezeptor, ist im Zellkern angesiedelt und regulieren die Fettsäure-Speicherung und den Glukosestoffwechsel.

Prämenopausale Frauen
Frauen vor den Wechseljahren

Progesteronrezeptoren
Progesteronrezeptoren sind Proteine in Zellen, die wichtige Rollen für das Sexualhormonsystem spielen.

Prolaktin
Das Hormon Prolaktin wird in der Hirnanhangdrüse produziert und sorgt unter anderem für die Milchproduktion in der Brustdrüse bei Müttern nach der Geburt.

Purine
Purine sind wichtige Bestandteile der Körperzellen. Wenn Körperzellen absterben, gelangen Purine ins Blut, werden dort in Harnsäure umgewandelt und danach im Harn ausgeschieden. Purine können auch mit der Nahrung zugeführt werden. Ein zu hoher Purinwert kann sich zum Beispiel auf die Nieren negativ auswirken und Gicht verstärken.

Radikalfänger
Radikalfänger oder Antioxidanzien sind Schutzstoffe für Körperzellen, die potenziell schädigende Prozesse verhindern können, indem sie chemische Verbindungen neutralisieren. Dadurch können sie Erkrankungen wie Krebs verhindern helfen.

Resveratrol
Resveratrol gehört zu den Polyphenolen, das sind natürliche Abwehrkräfte der Pflanzen. Polyphenole wirken als Antioxidantien und hemmen Entzündungen.

Rezeptoren
Unter Rezeptoren versteht man Zellen oder Zellbestandteile, die auf bestimmte Reize reagieren und Signale weiterleiten.

Sarkopenie
Sarkopenie ist der altersbedingte Abbau von Muskelmasse, Muskelfunktion und Muskelkraft. Sarkopenie ist oft mit vermehrten Stürzen und entsprechenden Verletzungen verbunden.

Serumeisenspiegel
Konzentration von Eisen im Blut

Spontanfraktur
Eine Spontanfraktur ist ein Knochenbruch ohne auslösendes Ereignis.

Stoßwellentherapie
Bei einer Stoßwellentherapie kommen niedrig- bis hochenergetische Stoßwellen zum Einsatz. Diese werden über ein Gerät von der Haut ins Körperinnere geleitet.

Subklinisch
Leicht verlaufend, nicht oder nur schwer erkennbar

Substitution
Ersatz

Systemisch
Eine systemische Therapie mit Medikamenten wirkt sich auf den gesamten Körper aus – im Gegensatz zur lokalen oder topischen Therapie, die nur örtlich wirkt.

Szintigrafie
Eine Szintigrafie ist ein nuklearmedizinisches Diagnoseverfahren für die inneren Organe und ihre Funktionen.

T_3 und T_4
T_3 und T_4 sind die Schilddrüsenhormone Triiodthyronin (T_3) und Thyroxin (T_4). Beide sind essenziell für das Wachstum und die Reifung des Organismus und spielen eine wichtige Rolle für die körperliche und geistige Entwicklung.

Testosteron
Testosteron ist ein wichtiges Sexualhormon, das vor allem Männer, aber auch Frauen besitzen.

Thrombosen

Bei Thrombosen kommt es durch Gerinnung des Blutes zur Bildung eines Blutpfropfens (Thrombus) im Kreislaufsystem. Eine Thrombose kann in Venen, Arterien und Herzhöhlen auftreten und zu deren Verstopfung führen.

Thyroidea oder Thyreoidea

Thyroidea oder Thyreoidea sind die medizinischen Fachausdrücke für die Schilddrüse.

Transdermal

Transdermal bedeutet, dass Medikamente auf die Haut aufgetragen und so vom Körper aufgenommen werden.

TSH

TSH steht für Thyroidea stimulierendes Hormon. Dieses Hormon wird in der Hirnanhangsdrüse produziert und regt die Schilddrüse (Thyroidea) an, Schilddrüsenhormone zu bilden. Leicht erhöhte TSH-Werte können das erste Anzeichen für eine beginnende Schilddrüsenunterfunktion sein.

Ultima Ratio

Ultima Ratio ist das letzte geeignete Mittel, der letzte Lösungsweg. Der Begriff wird gerne im medizinischen Bereich verwendet.

Vagina

Die Vagina ist ein mit Schleimhäuten ausgekleidetes, schlauchförmiges Hohlorgan, dass von der Vulva zur Gebärmutter führt und zu den inneren weiblichen Geschlechtsorganen zählt.

Vulva

Mit Vulva wird fachsprachlich die weibliche Scham, der äußere Bereich des weiblichen Geschlechtsorgans, bezeichnet.

Zinkfinger-Proteine

Zinkfinger-Proteine stellen eine eigene Klasse von Eiweißtypen dar. Mit Zinkfinger ist der Kopplungsmechanismus gemeint – damit Östrogen an die Zelle bindet, dockt es an den Zinkfinger an.

Quellenverzeichnis:

1 Dieses Institut befand sich im 9.Wiener Gemeindebezirk und war eines der ersten Ambulatorien international, das sich ausschließlich mit Frauen in den Wechseljahren beschäftigte.

2 Frigo P, Lang C. Images in clinical medicine. Osteoporosis in a woman of the early Bronze Age. N Engl J Med. 1995 Nov 30; 333(22):1468.

3 Ott J, Pecnik P, Promberger R, Pils S, Seemann R, Hermann M, Frigo P. Dehydroepiandrosterone in women with premature ovarian failure and Hashimoto's thyroiditis. Climacteric. 2014 Feb;17(1):92–6
Untersucht wurden der Dehydroepiandrosteronsulfat (DHEAS)-Spiegel bei Patientinnen mit vorzeitiger Ovarialinsuffizienz (POF) mit und ohne Hashimoto-Thyreoiditis sowie die Auswirkungen einer DHEA-Supplementierung auf die Schilddrüsen-Autoantikörper.

4 Ott J, Pecnik P, Promberger R, Pils S, Seemann R, Hermann M, Frigo P. Dehydroepiandrosterone in women with premature ovarian failure and Hashimoto's thyroiditis. Climacteric. 2014 Feb;17(1):92–6. doi: 10.3109/13697137.2013.800040. Epub 2013 Jun 28.

5 Ott J, Pecnik P, Promberger R, Pils S, Seemann R, Hermann M, Frigo P. Dehydroepiandrosterone in women with premature ovarian failure and Hashimoto's thyroiditis. Climacteric. 2014 Feb;17(1):92–6.

6 Frigo P, Datterl B, Farkouh A. Hormonfibel. Magistrale Rezepturen aus der Wiener Hormonambulanz. Apoverlag. 2020.

7 Frigo P, Datterl B, Farkouh A. Hormonfibel. Magistrale Rezepturen aus der Wiener Hormonambulanz. Apoverlag. 2020.

8 Frigo P, Datterl B, Farkouh A. Hormonfibel. Magistrale Rezepturen aus der Wiener Hormonambulanz. Apoverlag. 2020.

9 Sator MO, Joura EA, Golaszewski T, Gruber D, Frigo P, Metka M, Hommer A, Huber JC. Treatment of menopausal keratoconjunctivitis sicca with topical oestradiol. Br J Obstet Gynaecol. 1998 Jan; 105(1):100–2.

10 Farkouh A, Frigo P, Czejka M. Systemic side effects of eye drops: a pharmacokinetic perspective. Clin Ophthalmol. 2016 Dec 7;10:2433–2441.

11 Hager M, Hörath S, Frigo P, Koch M, Marculescu R, Ott J. Changes in serum markers of patients with PCOS during consecutive clomiphene stimulation cycles: a retrospective study. J Ovarian Res. 2019 Oct 4;12(1):91. doi: 10.1186/s13048-019-0564-7.

12 Frigo P, Datterl B, Farkouh A. Hormonfibel. Magistrale Rezepturen aus der Wiener Hormonambulanz. Apoverlag. 2020.

13 Frigo P, Eppel W, Asseryanis E, Sator M, Golaszewski T, Gruber D, Lang C, Huber J. The effects of hormone substitution in depot form on the uterus in a group of 50 perimenopausal women--a vaginosonographic study. Maturitas. 1995 Apr;21(3):221–5.
14 Ott J, Promberger R, Kaufmann U, Huber JC, Frigo P. Venous thrombembolism, thrombophilic defects, combined oral contraception and anticoagulation. Arch Gynecol Obstet. 2009 Nov;280(5):811–4.

15 Frigo P, Datterl B, Farkouh A. Hormonfibel. Magistrale Rezepturen aus der Wiener Hormonambulanz. Apoverlag. 2020.

16 Frigo P, Datterl B, Farkouh A. Hormonfibel. Magistrale Rezepturen aus der Wiener Hormonambulanz. Apoverlag. 2020.

17 Frigo P, Datterl B, Farkouh A. Hormonfibel. Magistrale Rezepturen aus der Wiener Hormonambulanz. Apoverlag. 2020.

18 Frigo P, Ott J, Renezeder K, Eppel W, Huber J. Geburtshilfe Dinner Cancelling and its effect on nocturnal Growth-Hormone Kinetics. Frauenheilkd 2008; 68 - PO_Endo_02_14. 1 Universitätsklinik für Frauenheilkunde, Medizinische Universität Wien, Wien, Österreich.

19 Klinische Abteilung für Medizinische und Chemische Labordiagnostik/MedUniWien.

20 Klinische Abteilung für Medizinische und Chemische Labordiagnostik/MedUni Wien

21 Frigo P. Mühelos schlank durch die Kraft der Hormone. Edition a. 2022.

22 Smekal G, von Duvillard SP, Frigo P, Tegelhofer T, Pokan R, Hofmann P, Tschan H, Baron R, Wonisch M, Renezeder K, Bachl N. Menstrual cycle: no effect on exercise cardiorespiratory variables or blood lactate concentration. Med Sci Sports Exerc. 2007 Jul;39(7):1098–106

23 Frigo P, Edelbacher I. Die Frau der Zukunft. Ueberreuter 2001.

Quellenverzeichnis der Abbildungen:

Abbildung 1: https://wechseljahre-verstehen.de/wp-content/uploads/2018/12/hrt-grafik-einleitung-wechseljahre-01.png.

Abbildung 2: FORSA, Geselschaft für Sozialforschung und Statistische Analysen mbH, 2016.

Abbildung 3: Statista 2022.

Abbildung 4: Speroff L, Rowan J, Symons J, Genant H, Wilborn W. The comparative effect on bone density, endometrium, and lipids of continuous hormones as replacement therapy (CHART study). A randomized controlled trial. JAMA. 1996 Nov 6;276(17):1397-403.

Abbildung 5: D M Gruber 1, F Wieser, M Sator, J C Huber. The neurotropic effect of progesterone. Review Zentralbl Gynakol. 1997;119 Suppl 2:20-4.

Abbildung 6: Frauenarzt Nr. 49 (2006).

Abbildung Seite 124: Medizinische Universität Wien

Abbildung 7: Eurostat, https://doi.org/10.1787/888934018317.

Über den Autor

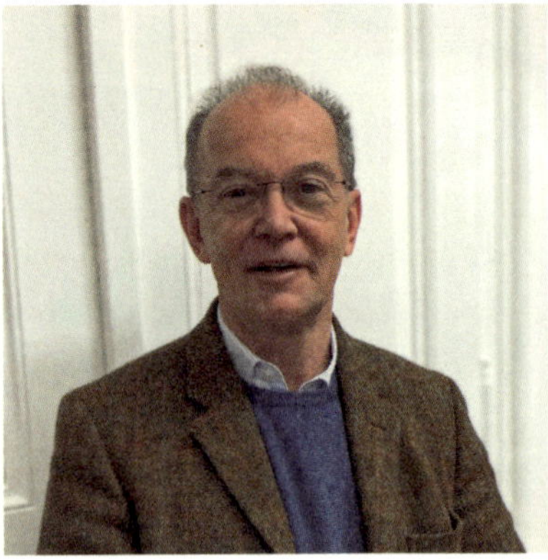

Univ.-Prof. Dr. Peter Frigo, geb. 1963, ist Facharzt für Frauenheilkunde und Geburtshilfe, Oberarzt, Leiter der Hormonambulanz an der Universitätsklinik für Frauenheilkunde am Allgemeinen Krankenhaus in Wien und Gründungsmitglied der Österreichischen Menopausegesellschaft. Als Arzt steht für ihn die Lebensqualität der Frau in allen Lebensabschnitten im Vordergrund.